SONO

Mude seu modo de dormir em **90 minutos**

NICK LITTLEHALES

SONO

Mude seu modo de dormir em **90 minutos**

Tradução de Ryta Vinagre

ROCCO

Título original
SLEEP
Change the way you sleep with this 90 minute read

Primeira edição publicada por Penguin Books Ltd, uma parte do grupo Penguin Random House UK.

Copyright do texto © Nick Littlehales, 2016
O direito moral do autor foi assegurado.
Todos os direitos reservados.

Direitos para a língua portuguesa reservados
com exclusividade para o Brasil à
EDITORA ROCCO LTDA.
Rua Evaristo da Veiga, 65 — 11º andar
Passeio Corporate — Torre 1
20031-040 — Rio de Janeiro — RJ
Tel.: (21) 3525-2000 — Fax: (21) 3525-2001
rocco@rocco.com.br
www.rocco.com.br

Printed in Brazil/Impresso no Brasil

CIP-Brasil. Catalogação na publicação.
Sindicato Nacional dos Editores de Livros, RJ.

L757s   Littlehales, Nick
        Sono: mude seu modo de dormir em 90 minutos / Nick Littlehales; tradução Ryta Vinagre. – 1. ed. – Rio de Janeiro: Rocco, 2020.

Tradução de: Sleep : change the way you sleep with this 90 minute read
ISBN 978-65-5532-023-7
ISBN 978-65-5595-022-9 (e-book)

1. Ritmos circadianos – Aspectos da saúde. 2. Sono. 3. Distúrbios do sono. 4. Sono – Aspectos da saúde. I. Vinagre, Ryta. II. Título.

20-65836   CDD: 613.794
                                        CDU: 613.79

Meri Gleice Rodrigues de Souza — Bibliotecária CRB-7/6439

O texto deste livro obedece às normas do
Acordo Ortográfico da Língua Portuguesa.

Para meu pai, Herbert James Littlehales

SUMÁRIO

Introdução: Não desperdice seu valioso tempo dormindo   9

PARTE UM: OS INDICADORES-CHAVE DA RECUPERAÇÃO DO SONO

1 O relógio não para
 Os ritmos circadianos   21

2 Depressa e lentamente
 O cronotipo   30

3 Um jogo de noventa minutos
 Dormir por ciclos, não por horas   40

4 Aquecimento e relaxamento
 Rotinas pré e pós-sono   53

5 Pedido de tempo!
 Redefinindo os cochilos: harmonia entre atividade e recuperação   72

6 O kit para dormir
 A reinvenção da cama   88

7 Sala de recuperação
 O ambiente para dormir   109

PARTE DOIS: R90 EM PRÁTICA

8 Uma dianteira na corrida
   Usando seu programa de recuperação R90   125

9 Dormindo com o inimigo
   Distúrbios do sono   138

10 O time de casa
   O sexo, os parceiros e a família moderna   163

SEU RECORDE PESSOAL

Notas   181
Agradecimentos   187

INTRODUÇÃO

Não desperdice seu valioso tempo dormindo

Na livraria de meu bairro, quando perguntei onde ficava a seção sobre sono a quem atendia no balcão, ela me olhou intrigada, virou-se para o computador e apontou-me, depois de alguma procura, o que torcia para que fosse a direção certa. Quatro lances de escada acima, em um canto escuro e empoeirado, enfim encontrei: uma pequena coleção de volumes acadêmicos sobre a ciência do sono, além de alguns títulos sobre sonhos e o que significam — interpretações da Nova Era a respeito de um antigo processo.

Minha esperança é que não seja nessa seção que você tenha encontrado este livro.

Está acontecendo uma revolução sobre o sono. Por muito tempo, foi um aspecto de nossa vida que subestimamos, e padrões históricos sugerem que demos uma importância cada vez menor ao sono em si (certamente destinando menos horas a ele). Mas um crescente corpo de pesquisa científica traça agora ligações entre nossos maus hábitos de sono e uma variedade de problemas psicológicos e de saúde, de diabetes tipo 2, doença cardíaca e obesidade a ansiedade e estafa. Está na hora do sono assumir seu lugar sob os holofotes. Está na hora de olhar este essencial processo de recuperação mental e física, e ver como podemos melhorá-lo para que possamos obter o máximo de nosso dia despertos sendo mais eficientes no trabalho e dando nosso melhor nos relacionamentos com familiares e amigos e assim nos sentirmos ótimos.

Até meados dos anos 1990, saíamos impunes dessa. A maioria de nós tinha como certos dois dias consecutivos de folga (conhecidos como fim de semana). Nosso trabalho terminava quando deixávamos o escritório — ou o local onde trabalhávamos —, e muitas lojas fechavam as portas aos domingos. Depois veio uma importantíssima mudança no estilo de vida. A internet e o e-mail alteraram para sempre como nos comunicamos, consumimos e trabalhamos, e os telefones celulares, inicialmente apenas dispositivos para dar telefonemas e mandar mensagens de texto, logo se metamorfosearam nos pequenos reservatórios de luz azulada para os quais agora passamos tanto de nosso tempo olhando. A ideia de estar constantemente conectado tornou-se uma realidade, nasceu a mentalidade de trabalho 24/7 e tivemos de fazer ajustes para acompanhar. Estimulação excessiva com cafeína, soníferos para relaxar e se desligar, queimar a vela dos dois lados — a ideia tradicional de uma noite com boas oito horas de sono virou uma espécie de lenda.

O resultado tem sido mais estresses e tensões nos relacionamentos e na vida familiar. Não só isto, alguns cientistas e pesquisadores relacionam nossa falta de tempo de recuperação física e mental a um aumento tangível em muitas doenças e distúrbios. Tinha de dar em alguma coisa.

Sou *coach* de sono desportivo. É um trabalho que não deve aparecer no centro vocacional de sua cidade, e em grande parte é assim porque foi um papel que consegui criar para mim.

Esta jornada começou no final dos anos 1990, quando fui diretor de vendas e marketing internacionais do Slumberland, o maior grupo europeu dedicado ao conforto durante o sono. Fiquei intrigado com o que o melhor time de futebol do país fazia em relação ao sono e à recuperação. *Eles devem ter uma abordagem sofisticada para tudo isso,* pensei, e para descobrir escrevi ao Manchester United, um clube que agora pertence à família Glazer (que também é dona de uma franquia da NFL, a Tampa Bay Buccaneers). Por acaso, eles não faziam nada. A resposta do treinador do Manchester United, Alex Ferguson — que logo faria história liderando o time a níveis de sucesso sem precedentes —, foi uma pergunta: se eu estaria interessado em dar uma olhada pessoalmente.

O sono não era considerado um fator de desempenho na época, mas tive a sorte de a ciência desportiva ter começado a participar mais do jogo e de ter atiçado a curiosidade de um dos maiores treinadores de todos os tempos. Fui igualmente afortunado por poder trabalhar com um jogador que sofria de um problema nas costas, e fizemos alguns ajustes em sua rotina e nos produtos. Não se pode curar uma lesão nas costas com um colchão, naturalmente, por mais que alguns fabricantes aleguem tal coisa, mas consegui provocar um impacto positivo na gestão do problema do jogador.

Fiquei cada vez mais envolvido com o clube, até fornecendo alguns produtos e conselhos a Ferguson, bem como a alguns dos jogadores mais famosos, inclusive David Beckham e Ryan Giggs. Esta abordagem de cima para baixo, em que todos, da equipe técnica aos jogadores, usam os métodos e produtos que recomendei, é a que implemento até hoje.

Nesta época, eu estava em vias de deixar minha função no Slumberland. O mundo do sono começara a me envolver para além da simples venda de produtos. Fui presidente do UK Sleep Council, organização para a educação de consumidores criada para aconselhar e promover uma qualidade de sono melhor, o que mais tarde foi útil a meu estudo, e foi quando conheci Chris Idzikowski, importante especialista nesta área, que passou a ser um valioso amigo e colega de trabalho. Enquanto isso, a imprensa tinha cunhado o nome de meu trabalho, chamando-me de o *"coach* de sono" do Manchester United. "O que ele está fazendo", perguntaram, "colocando os jogadores na cama à noite?" Na verdade, eu fazia coisas como implementar a provável primeira sala do planeta para recuperação de sono no centro de treinamento. Agora muitos times importantes as têm, é claro, mas esta foi a primeira.

A notícia se espalhou. Os jogadores do Manchester United na seleção inglesa que competiram na Copa do Mundo e no Campeonato Europeu de Futebol logo encaminharam a mim executivos e fisioterapeutas da Confederação de Futebol inglesa. Trabalhei com a organização, fornecendo novos produtos relacionados ao sono e aconselhando jogadores sobre uma melhora em seus hábitos. E comecei a trabalhar com vários outros times, que reagiam à nova ciência desportiva e mudavam a abordagem ao jogo. Mais tarde, eu trabalharia com a Federação de Ciclismo britânica e com o Team Sky [hoje Team INEOS], inclusive em suas campanhas de sucesso no Tour de France. Projetei kits portáteis de dormir para os corredores, em vez de usarem as camas nos quartos de hotel. Fui chamado por atletas olímpicos e paraolímpicos britânicos e por atletas em esportes como remo, vela, bobsled, MBX e cyclocross, bem como equipes de rugby, cricket e muitos outros times de futebol.

Esta revolução no mundo desportivo não se limitou à Grã-Bretanha; afinal de contas, o sono é universal. Fui convidado a colaborar com importantes clubes de futebol europeus, como o Real Madrid, onde aconselhei sobre a adaptação das luxuosas estações de treinamento nos apartamentos dos jogadores no clube para as salas de recuperação ideais de alguns dos melhores jogadores do mundo. Trabalhei com a equipe feminina de bobsled holandesa antes da Olimpíada de Inverno de 2014 e treinei ciclistas de lugares tão distantes como a Malásia.

Levei meus métodos também aos Estados Unidos, unindo-me à SHIFT Performance no trabalho com equipes como o Miami Dolphins, da NFL, algumas das maiores universidades pelo país, e tive conversas com gente como Tim diFrancesco, ex-treinador de força e condicionamento de basquete do Los Angeles Lakers, sobre proporcionar a melhor possibilidade de recuperação aos principais atletas no esporte. A quantidade de viagens envolvidas em muitos esportes devido ao tamanho dos Estados Unidos e os estresses que jogos como o de futebol americano impunham ao corpo dos jogadores representavam desafios novos e singulares à sua capacidade de se recuperar adequadamente.

Tudo isso aconteceu porque fui o primeiro a perguntar sobre o sono ao mundo do esporte profissional e porque Alex Ferguson, cuja disposição de adotar novas ideias nunca esmoreceu durante suas décadas atuando vitoriosamente no futebol, foi receptivo o bastante para me ajudar a explorar a questão. Como ele disse em certa ocasião: "Este é um empreendimento tremendamente empolgante no mundo do esporte e é um projeto que apoio de todo o coração."

Quando tomam conhecimento do que faço, a reação de muitas pessoas é conjurar imagens de cintilantes cápsulas para dormir e laboratórios brancos de alta tecnologia no estilo ficção científica, com os participantes adormecidos conectados a supercomputadores, mas nada pode estar mais distante da verdade. Sim, uso todo tipo de tecnologia quando é necessário e, sim, trabalhei de perto com importantes acadêmicos no campo do sono, como Idzikowski, mas meu trabalho no dia a dia não acontece em um laboratório ou clínica — não sou médico, nem cientista.

Nos últimos anos, a importância do sono para nossa saúde tem sido provada por evidências clínicas. Instituições respeitadas do mundo todo — Harvard, Stanford, Oxford e a Universidade de Munique, entre muitas outras — produzem uma pesquisa pioneira na área. Esta pesquisa tem revelado de tudo, das ligações entre sono, obesidade e diabetes[1] até demonstrar que nosso cérebro efetivamente se livra das toxinas durante o sono, possivelmente esclarecendo um dos principais motivos para dormirmos.[2] Não conseguir dormir o suficiente, e eliminar essas toxinas, tem ligação com muitos distúrbios neurológicos, inclusive o mal de Alzheimer.

A saúde é um grande motivo para que governos e empresas comecem a apurar os ouvidos e escutar quando se trata do sono, assim como explica por que tem sido dada mais atenção à pesquisa e ao financiamento. O estresse e a estafa fazem mal aos negócios.

Porém, por mais inimaginavelmente inteligente que seja o pessoal que pesquisa o assunto, há muito sobre o sono que simplesmente não entendemos. Como escreve Philippe Mourrain, professor assistente do Centro para as Ciências e Medicina do Sono de Stanford: "Não sabemos realmente o que é o sono. Isto pode ser um choque para os não iniciados."

O que *sabemos* — e com o que inclusive todos os cientistas podem concordar — é que o sono é fundamental para nosso bem-estar. Simplificando: não dormimos o suficiente. Estima-se que, em média, tenhamos entre uma e duas horas de sono a *menos* que nos anos 1950.[3] Assim, será que a resposta é simplesmente dormir mais?

E um pai ou uma mãe solo que acorda ao amanhecer para levar os filhos à escola, trabalha o dia todo, chega em casa à noite para preparar o jantar, coloca as crianças para dormir e faz as tarefas domésticas antes de desmaiar na cama? Como uma pessoa assim deve encaixar mais horas de sono na sua rotina? Ou um residente de medicina, trabalhando todas as horas exigidas pelo cargo, ao mesmo tempo que tenta manter um fiapo que seja de vida pessoal — como é possível para ele ter mais horas de sono? O dia tem um número limitado de horas. Como a pesquisa do sono beneficia diretamente a vida dessas pessoas? O que as pessoas comuns podem tirar disso, além de informações interessantes que podem ler no jornal no trem para o trabalho e esquecer quando se sentam às suas mesas?

Os atletas, cujas atividades na maior parte das horas de vigília já são sujeitas a uma análise intensa de treinadores universitários e profissionais que querem que eles tenham o melhor desempenho absoluto quando estão em campo, não gostam muito de uma abordagem clínica ao sono deles. Afinal, dormir é uma das poucas atividades privadas que ainda temos, longe do olhar de empregadores, que conseguem entrar em nossa vida pessoal pelos celulares. Em geral, as pessoas não querem ser conectadas e monitoradas enquanto dormem e terem a verdade sobre o que fazem à noite compartilhada com os supervisores do trabalho. É invasivo demais.

Minha abordagem é diferente. A ciência e a pesquisa fundamentam o que faço, naturalmente, mas sou mais mão na massa, trabalho diretamente com as pessoas para lhes dar as máximas vantagens na recuperação, de forma que elas possam dar o máximo de si quando interessa. O que vejo, e as pessoas que aplicam meus métodos em sua vida também veem, é uma imensa melhora em como se sentem, como se recuperam e, mais importante, em seu nível de desempenho. Este é o teste clínico de referência para qualquer atleta profissional e não há como questionar os resultados empíricos dados pelos esportes de competição.

Converso com esses atletas sobre seus hábitos, dou conselhos práticos e os armo com as habilidades para planejar e gerir seu descanso em ciclos clinicamente aceitáveis de sono. Projeto e forneço seus produtos para dormir, ajudo-os com tudo, de lidar com um recém-nascido na família a livrá-los dos remédios para dormir; garanto que quartos de hotel proporcionem um ambiente que leve à recuperação de ciclistas em turnês e jogadores de futebol em torneios internacionais e, quando necessário, entro em seus lares e abordo como se arranjam para dormir ali.

Porém, quem tiver esperanças de uma exposição reveladora sobre o conteúdo da mesa de cabeceira de David Beckham ficará decepcionado. Estes atletas e instituições esportivas confiam implicitamente em mim. Deixam-me entrar em um santuário muito pessoal e privativo, e tive de conquistar esse direito. Afinal, você deixaria que alguém em quem não confia entrasse em seu quarto? Mas o que *posso* dar a todos são os métodos e técnicas que levo a esses santuários, e posso mostrar como organizar o seu sono como o de um atleta de elite.

Tudo bem, você pode estar pensando, *mas o que os hábitos de sono de atletas de elite têm a ver comigo?* A resposta simples é: absolutamente tudo. Todos os conselhos e técnicas delineados neste livro são tão relevantes para você ou para mim como são para os jogadores. Na verdade, trabalho com muita gente de fora do mundo dos esportes, de clientes corporativos a qualquer um que queira melhorar o regime de sono em casa. Neste aspecto, a única diferença entre os atletas de elite e o restante de nós é muito simples: *compromisso*. Se digo a um atleta olímpico o que fazer para melhorar sua recuperação, ele faz. O pessoal dos esportes é assim. Se podem ver um ganho a ser adquirido, mesmo sendo marginal, eles adotam, porque tudo isso contribui e a eles interessa ter um desempenho melhor que o dos adversários. Para nós, é fácil demais aderir a um método por alguns dias antes que a vida real comece a interferir e, quando vemos, estamos trabalhando noite adentro ou desmaiando no sofá depois de muitas taças de vinho.

Mas este livro não é uma "dieta do sono" da moda. Não darei um esquema rígido ao qual aderir, que você abandonará depois de uma semana. Não quero dificultar mais a sua vida. Mostrarei meu programa de recuperação do sono R90, o mesmo método que uso com atletas de elite. Desenvolvi este programa por quase duas décadas como *coach* profissional de sono, adquirindo conhecimento de médicos, acadêmicos, cientistas do esporte, fisioterapeutas, fabricantes de colchões e roupa de cama, e até com meus filhos, pela experiência de ser pai. Testei meus métodos na vanguarda do esporte profissional, em que o sono simplesmente deve ser eficaz. Estes atletas operam no limite da realização possível para os seres humanos e posso mostrar como você pode trabalhar no limite do que é possível para você também.

Integrando esta abordagem à sua própria vida, você poderá colher os benefícios da energia mental e física extra que sentirá. Você aprenderá a ver o sono de um jeito polifásico. Eu o ajudarei a escolher a melhor posição para dormir (e existe uma que recomendo). Você não pensará mais em quantas horas dorme à noite; em vez disso, pensará em termos de quantos *ciclos por semana* está integrando. Com isto, você aprenderá a aceitar uma noite eventual de sono ruim e relaxar — todos nós as temos, e todos nos levantamos de manhã e tocamos a vida.

Isto fundamentará suas decisões sobre coisas na vida cotidiana em que talvez você nunca tenha pensado: a que mesa se sentar no escritório, escolher um lado da cama em um hotel com o parceiro, ou se o quarto na casa que você pensa em comprar é adequado para o propósito (e se não for, isso deve comprometer a compra). Definirei os sete Indicadores-Chave da Recuperação do Sono, que são os blocos fundamentais do programa R90. Dentro de cada um deles, darei a você sete passos para melhorar seu sono. Até a adoção de um só pode representar muito na melhora de sua vida. E se você adotar um por semana, pode revolucionar completamente seu sono em apenas sete semanas.

Seu estilo de vida não terá de sofrer nada. Você ainda pode tomar aquele café convidativo que deseja. Não precisa dizer não a outra taça de vinho quando estiver desfrutando de uma agradável noite de verão com os amigos. E se estiver sentando-se para jantar em um restaurante depois das 21 horas e se perguntar se é tarde para comer, não se preocupe. A vida é curta demais para perder os bons momentos e as ótimas experiências. Quero lhe dar a confiança para tomar estas decisões e ter a flexibilidade para não se preocupar em ir para a cama "no horário" ou se estressar com "dormir bem". Com a adoção das medidas delineadas neste livro, você aprenderá a melhorar a *qualidade* do descanso e da recuperação, em vez de ficar numa agonia com a quantidade.

Este livro explicará o que podemos aprender com nossos ancestrais do paleolítico para melhor regular o sono — pense em uma dieta paleo do *sono* — e ao mesmo tempo gerir os desafios da vida moderna como smartphones, laptops, jet lag e trabalhar até tarde. A tecnologia é uma coisa maravilhosa e certamente eu não defenderia descartá-la só para ter uma boa noite de sono — todos os nossos dispositivos eletrônicos vieram para ficar e isto é só o começo —, mas basta um pouco mais de consciência de sua parte e ela não precisa ser prejudicial ao nosso bem-estar.

Veremos como sua vida amorosa pode melhorar drasticamente apenas com alguma técnica no quarto, por que devemos todos saudar o poder do cochilo vespertino — e como você pode tirar um cochilo de olhos abertos em uma sala cheia de gente. Vou lhe mostrar que, com toda probabilidade, o colchão em que você dorme está errado, até — ou talvez especificamente — se for um bloco "ortopédico" de 2 mil dólares que exigiu a hipoteca de sua casa para ser adquirido. A boa notícia é que posso lhe mostrar que não precisa custar um braço e uma perna para remediar isso. Darei a você um método infalível para escolher a superfície certa para dormir, o que significará que você nunca mais terá de suportar outro vendedor tentando lhe empurrar um colchão de milhares de molas ensacadas e uma etiqueta de preço no mesmo nível.

O programa de recuperação do sono R90 compartilha parte do espírito da abordagem de "agregação de ganhos marginais" do diretor de desempenho do Team Sky, Dave Brailsford. Com a equipe de ciclismo, recrutar minha perícia no sono foi apenas uma entre muitas maneiras procuradas por Brailsford para gerar uma melhora mínima (outra foi ensinar os corredores a melhor maneira de lavar as mãos para não pegar uma virose), de forma que, quando todas são somadas, o resultado é um aumento significativo no desempenho.

Com a abordagem R90, vemos tudo que fazemos, do despertar até fechar os olhos à noite, como coisas que produzem efeito no sono. Enquanto concentramos a atenção para ir para a cama, podemos agregar nossos ganhos marginais implementando os conselhos dados nos Indicadores-Chave da Recuperação do Sono.

Talvez você não veja resultados da noite para o dia — mesmo depois de uma noite de sono particularmente boa. Mas espere um pouco. Em geral, os atletas profissionais levam anos para chegar ao auge de sua modalidade esportiva. Com o programa R90, você verá resultados no sono muito mais rapidamente do que isso. Não é incomum que eu receba um telefonema de alguém, alguns meses depois de termos trabalhado juntos, e ouvir: "Você mudou a minha vida." Você também pode mudar a sua vida. Vamos começar usando com sensatez o tempo que você passa dormindo. Como os atletas com quem trabalho, você deve obter o máximo de recuperação física e mental do sono. Pode aprender que, na verdade, precisa de *menos* sono. Certamente sentirá uma melhora no ânimo e nas capacidades no trabalho e em casa, e também se tornará mais consciente de quando está na hora de pisar no freio um pouco, respirar e se desligar por alguns minutos. "Ah, mas não tenho tempo para isso", diz você. Pense bem. Existem muitos pequenos truques e técnicas para encontrar tempo para intervalos, permitindo que você faça mais em menos tempo.

Se quiser um livro sobre como vestir o pijama e ter um tempo aconchegante na cama com seu chocolate quente, você veio ao lugar errado, embora eu certamente possa lhe apontar onde fica um canto que acumula poeira. Mostrarei, porém, como ter um sono mais inteligente, usar o sono como um potencializador de desempenho físico e mental natural. É hora de parar de desperdiçar tempo com um sono que não traz benefícios.

PARTE UM

Os Indicadores-Chave da Recuperação do Sono

UM

O relógio não para

Os ritmos circadianos

Você acorda com o despertador de seu telefone e o apanha para desativá-lo. Ao fazer isso, olha as notificações que chegaram durante a noite de seus feeds de notícias, esportes e entretenimento, seus aplicativos de redes sociais, e-mails e mensagens de texto do trabalho e de amigos. Sua boca está seca, a cabeça já roda com o que a manhã promete, as cortinas deixam a luz entrar e o LED de *standby* da televisão ao pé da cama te encara sem piscar, lembrando como terminou a noite anterior.

Bem-vindo ao seu dia. Dormiu bem? Você sabe *como* dormir bem? Nos Estados Unidos, na média as pessoas têm pouco mais de seis horas e meia de sono por noite. Além disso, mais de um quarto da população passa com apenas seis horas por noite e 14% têm cinco horas ou menos.[1] A história é parecida no mundo todo, com mais de um terço da população da Grã-Bretanha relatando menos de seis horas de sono nos dias úteis, e o Japão não muito atrás disso. As estatísticas mostram que nestes países, assim como no Canadá e na Alemanha, a maioria das pessoas "bota o sono em dia" no fim de semana.[2] A vida que elas levam enquanto trabalham limita o sono. Quase metade dos americanos fica acordada por estresse ou preocupações, e, quando você dá uma olhada nos horários de muita gente, não é difícil entender o motivo.[3]

Um atleta da NBA pode competir em um jogo na Costa Oeste em um dia e voltar a atravessar o país no dia seguinte para me ouvir falar sobre o sono com a equipe. Provavelmente esse atleta se pergunta quando poderá dormir um pouco porque está prestes a passar alguns meses na estrada participando de jogos por todo o país. Você pode fazer isso por algum tempo, é claro, com a abordagem correta. Marinheiros solo em voltas ao mundo podem dormir por trinta minutos a intervalos de 12 horas enquanto ficam no mar por três meses; somos criaturas extraordinariamente adaptáveis, com uma incrível reserva de energia. Porém, faça isso por muito tempo e mais cedo ou mais tarde algo será sacrificado. As federações esportivas começam a me convidar para instruir os atletas e ajudá-los a gerenciar seus horários porque estão vendo uma ascensão no número de atletas que os procuram com depressão, problemas de relacionamentos e estafa.

É claro que isto não acontece apenas nos esportes. Estes padrões são reproduzidos em toda a sociedade. Todos nós enfrentamos dificuldades para nos adaptarmos às exigências do trabalho e da vida pessoal. Sabendo o que sei agora, posso dizer que fiquei em um emprego por cinco anos a mais do que deveria. Trabalhava em um horário muito puxado, repleto de estresse diário e diversas viagens, o que significava muito tempo longe de casa. Mas eram viagens na classe executiva, com muitos jantares refinados, gim-tônica e café para me fazerem continuar. Então, na época, achei que podia lidar com isso. A verdade é que cobrou um preço muito alto de minha vida familiar.

O quanto eu dormia na época? O quanto dormem os jogadores da seleção de futebol americano dos EUA? E o adolescente sentado com games de computador noite adentro? O quanto você dorme? Isso realmente importa?

Nesta fase, a quantidade não é importante. O importante é um processo natural que tem nos acompanhado desde o início da humanidade, um processo que muitos aspectos da vida moderna estão tirando de nós. Luzes artificiais, tecnologia, regime de trabalho por turnos, remédios para dormir, viagens, olhar os telefones quando acordamos, trabalhar até tarde, até sair correndo de casa e deixar de tomar o desjejum para chegar ao trabalho às pressas e a tempo — todas essas coisas nos afastam desse processo natural. E é aí que começam nossos problemas com o descanso e a recuperação.

Sumindo do radar

Vamos começar saindo do radar por um tempinho. Voltemos para valer à natureza. Você e eu deixaremos para trás nossas posses — relógios, computadores, telefones — e iremos a uma ilha desabitada, onde viveremos do que a terra dá, como fizeram nossos ancestrais. Caçaremos, pescaremos e dormiremos sob as estrelas. Morra de inveja, Bear Grylls.

Assim, nesta ilha acampamos em um grande campo ondulante. Quando o sol enfim se põe e com isso cai a temperatura, acendemos uma fogueira. Agora vamos passar muito tempo sem a luz do dia, então queremos comer. Cozinhamos e devoramos as preciosidades do dia, e ficamos sentados conversando tranquilamente, absorvendo a luz âmbar do fogo enquanto a olhamos. Por fim, a conversa diminui e olhamos as estrelas por algum tempo até que cada um de nós se vira, enroscando-se debaixo dos cobertores, e cai no sono.

A certa altura da manhã, o sol se aproximará do horizonte. As aves começarão a cantar antes mesmo que ele chegue lá e a temperatura irá aumentar quando ele chegar. Mesmo que esteja muito frio, ela ainda se elevará um ou dois graus e tudo ficará mais claro. Quer tenhamos a cabeça metida debaixo do cobertor ou não, a luz entra e acordamos. A primeira coisa que provavelmente vamos querer fazer é esvaziar a bexiga, depois começaremos a pensar em beber alguma água e comer o desjejum. Depois será a hora do intestino trabalhar, antes de sairmos para pescar, caçar e fazer a coleta do dia — tudo isso à luz do dia. Nada apressado, tudo em seu tempo natural.

Mais tarde, quando o sol voltar a baixar, nós nos sentaremos no campo. A temperatura cairá e escurecerá de novo, então teremos de acender a fogueira — repetiremos tudo que foi feito no dia anterior. Na realidade, isto é voltar ao que fazemos naturalmente: trabalhar em harmonia com nossos ritmos circadianos.

Você tem ritmo?

Uma das primeiras coisas que pergunto a todos com quem trabalho, seja um atleta de elite ou um executivo corporativo para quem dormir é uma luta, é: "Você tem consciência dos ritmos circadianos?"

Um ritmo circadiano é um ciclo interno de 24 horas controlado por nosso relógio biológico. Este nosso relógio, enraizado no cérebro, regula nossos sistemas internos, como padrões de sono e alimentação, síntese de hormônios, temperatura, estado de alerta, ânimo e digestão, em um processo de 24 horas que evoluiu para trabalhar em harmonia com a rotação da Terra. Nosso relógio biológico é ajustado por dicas externas, sendo a principal delas a luz do dia, bem como coisas como a temperatura e o horário de comer.

É fundamental entender que esses ritmos são arraigados em nós; fazem parte da estrutura de cada um de nós. São o produto de milhões de anos de evolução. Não podemos desaprender esses ritmos assim como não é possível ensinar cães a parar de latir ou perguntar a um leão se ele não se importa de experimentar o veganismo. Cada um destes animais, naturalmente, tem o próprio relógio biológico e seus próprios ritmos circadianos, como tem todo animal ou vegetal. Esses ritmos funcionam até sem estímulos externos. Se acontecimentos internacionais conspirassem para despejar um apocalipse nuclear sobre nós e precisássemos ir para os subterrâneos e viver em cavernas sem a luz do dia, os ritmos persistiriam conosco.

Um típico ritmo circadiano, que descreve o que nosso corpo *quer* fazer naturalmente em vários pontos ao longo do dia, é parecido com isto:

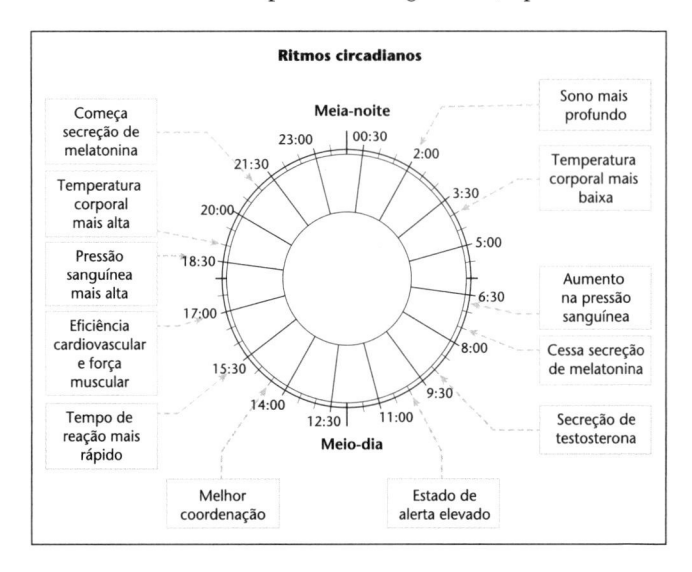

Ritmos circadianos

- Começa secreção de melatonina (21:30)
- Temperatura corporal mais alta (20:00)
- Pressão sanguínea mais alta (18:30)
- Eficiência cardiovascular e força muscular (17:00)
- Tempo de reação mais rápido (15:30)
- Melhor coordenação (14:00)
- Meia-noite (23:00 | 00:30)
- Meio-dia (12:30 | 11:00)
- Estado de alerta elevado (9:30)
- Secreção de testosterona (8:00)
- Cessa secreção de melatonina (6:30)
- Aumento na pressão sanguínea (5:00)
- Temperatura corporal mais baixa (3:30)
- Sono mais profundo (2:00)

Então, em nossa ilha, depois que o sol se põe e estamos sentados perto da fogueira, podemos ver a liberação de melatonina começar. A melatonina, um hormônio que regula o sono, é produzida na glândula pineal, que reage à luz. Depois que fica escuro por tempo suficiente, produzimos melatonina para nos preparar para dormir. Nosso relógio biológico não é o único regulador do sono. Se pensarmos nos ritmos circadianos como nosso *impulso* para dormir, então nossa pressão homeostática durante o sono é nossa *necessidade* de dormir. Esta necessidade intuitiva toma forma no momento em que acordamos e, quanto mais tempo permanecemos despertos, maior ela fica. Porém, às vezes nossos ritmos circadianos conseguem contornar isto, e é por isso que podemos viver um "segundo fôlego" quando estamos sonolentos e também por que, como poderão testemunhar muitos que trabalham à noite e amantes da vida noturna, podemos ter problemas para dormir em determinados momentos do dia, mesmo que tenhamos ficado acordados a noite toda. Estamos lutando com o impulso circadiano do corpo para acordarmos com o sol.

Se mantivermos um horário regular e acordarmos de manhã, nossa necessidade de dormir chega a um pico à noite, que coincide com o impulso circadiano, produzindo a oportunidade ideal para dormir. Durante a noite, tendemos a chegar a nosso período mais eficaz de sono por volta das duas, três da madrugada (o que é espelhado por outro período de sono 12 horas depois, na forma do marasmo do meio da tarde), e nossa temperatura corporal cai ao ponto mais baixo pouco depois disto, antes que o sol nasça e tudo recomece para nós. A secreção de melatonina para, como se um interruptor fosse desligado, porque estamos passando da escuridão para a luz. A luz do dia faz com que o corpo comece a produzir serotonina, o neurotransmissor derivado da melatonina, que dinamiza o ânimo.

Ilumine o caminho

A luz é o regulador mais importante para nosso relógio biológico e não existe nada melhor do que a luz da manhã para isso. Na ilha, dormindo sob as estrelas, temos a nossa dose assim que acordamos.

Mas muitos de nós no mundo real passam o tempo em espaços fechados — em casa, no trem, nos locais de trabalho — e mesmo um dia nublado suplanta qualquer luz artificial em termos de luminosidade. Abra as cortinas quando acordar, tome seu café da manhã e se prepare na luz do dia, depois saia.

Somos particularmente sensíveis a um comprimento de onda conhecido como luz azul. Devido à sua predominância na luz emitida por dispositivos eletrônicos, como computadores e smartphones, a luz azul tem má fama. Mas neste caso não é tanto por ser uma luz ruim — é apenas uma luz em um horário ruim. A luz do dia é cheia de luz azul e durante o dia a luz azul *é boa*. Ela ajusta o relógio biológico, suprime a produção de melatonina e melhora o estado de alerta e o desempenho.[4]

Depois que escurece, porém, estas propriedades são indesejáveis. Se você usa dispositivos eletrônicos ou tem as luzes acesas tarde da noite, terá problemas. Isto levará ao que Chris Idzikowski chama de "sono lixo" — o sono interrompido e reduzido porque nosso estilo de vida e as engenhocas inibem a produção de melatonina e empurram o relógio biológico para mais tarde.

Na ilha, temos apenas a luz do dia e a escuridão. A luz de nossa fogueira era a única iluminação criada pela espécie humana, e os amarelos, âmbar e vermelhos emitidos pelo fogo não afetam a produção de melatonina.

Sentados perto do fogo

Não importa o que façamos da vida, o sol vai se pôr e nascerá de novo. Quando estamos em harmonia com este processo, o cérebro desencadeia dentro de nós as funções que dão início aos acontecimentos descritos no gráfico dos ritmos circadianos. Eles talvez não ocorram exatamente nas horas do gráfico, mas seu cérebro e seu corpo vão querer fazê-los em algum momento por volta desse horário.

Muitos de nós só se tornam realmente conscientes dos ritmos circadianos quando viajam de avião por longas distâncias e experimentam o jet lag, quando os ritmos ficam fora de sincronia com o ciclo de claro-escuro local porque atravessamos rápido demais os fusos horários. É uma história parecida se trabalhamos à noite e nosso horário entra em conflito com o ciclo de claro-escuro. Mas ter consciência do seu relógio biológico na vida cotidiana permitirá que você comece a entender por que pode sentir letargia em determinadas horas do dia e por que pode ser sofrido adormecer. E não é só o seu sono que se beneficia deste conhecimento: é todo o seu dia enquanto desperto.

Se você se levanta e sai o mais rápido possível pela manhã, engolindo uma besteira com café enquanto entra no trem para o trabalho, você está em descompasso com seus ritmos. Em nossa ilha, não temos pressa. Comemos o desjejum e, como nossos intestinos ficaram suprimidos durante a noite, vamos ao banheiro — porque não queremos ir quando estamos fora, durante o dia, em busca de comida.

O mesmo acontece no trem. Será de seu interesse precisar da toalete em um trem lotado, ou reprimir o impulso pela força? Não é coincidência que você veja anúncios de todo tipo de produtos relacionados com a digestão — de bebidas a base de iogurte a medicamentos antidiarreicos — em plataformas de metrô e trem. Um dos slogans de uma importante marca é "Restaure o ritmo natural de seu corpo". Mensagem certa, resposta errada.

Se sua rotina de exercícios envolve malhar pesado na academia no início da noite, esteja consciente do que isto significa. Sua pressão sanguínea está mais alta neste horário e o aumento agudo na pressão, causado pelo exercício intenso, é algo que você precisa conhecer, em particular se tem um pouco mais de idade. Simplesmente pergunte a Andrew Marr, da BBC, sobre isto; ele pôs a culpa de seu derrame em uma sessão de alta intensidade num simulador de remo. Compre uma pulseira fitness, dê uma olhada e veja se existe um horário melhor para fazer isto.

Pense em seus ritmos quando estiver usando a tecnologia. Eu não fujo dela (não vivo realmente numa ilha). Uso as redes sociais como parte importante de meu trabalho, tenho um smartphone e pode-se entrar em contato comigo de qualquer lugar por telefone ou e-mail, como acontece com qualquer outra pessoa. Mas sei que, se eu estiver trabalhando em meu laptop tarde da noite ou em uma videoconferência com um cliente de um fuso horário diferente, quando é conveniente para ele, a luz artificial de meu computador suprimirá o processo natural de sono. Assim, não vou para a cama prontamente; deixarei o laptop de lado e ficarei fora da cama um pouco, para que minha glândula pineal possa funcionar com eficiência e avance para a síntese de melatonina, agora que está escuro, como a pineal quer fazer.

Muita coisa que fazemos no dia a dia interfere nos ritmos circadianos e há pouco a ser feito a respeito de grande parte dela. Se temos de trabalhar em um turno tarde da noite, em geral é má sorte para nós, porque precisamos seguir essa cadência. Mas se temos consciência de nossos ritmos podemos garantir que não façamos muita coisa para piorar o problema. Não queremos entrar em guerra com o corpo.

Como disse à BBC Russell Foster, diretor do Instituto de Neurociência Circadiana e do Sono da Universidade de Oxford: "Somos uma espécie extremamente arrogante; sentimos que podemos abandonar 4 bilhões de anos de evolução e ignorar o fato de que evoluímos em um ciclo de claro-escuro. O que fazemos como espécie, talvez de forma única, é suplantar o relógio. E, a longo prazo, agir contra o relógio pode levar a graves problemas de saúde."

Só tivemos luz artificial a partir do século XIX. Computadores e televisores, que dirá smartphones e tablets, são meros bebês quando comparados à extensão de nosso processo evolutivo. Não evoluímos para lidar com essas coisas da maneira que muitos de nós têm feito hoje.

Não importa o que você estiver fazendo, quero que pense em nós dois em nossa ilha, em harmonia com um processo biológico antigo como a humanidade. Este é nosso ideal. Cada passo que dermos para melhorar nosso sono, por menor que seja, precisa ser um passo para sentarmos perto do fogo.

RITMOS CIRCADIANOS: SETE PASSOS PARA UM SONO MAIS INTELIGENTE

1. Saia! Ajuste seu relógio biológico com a luz do dia e não com a luz artificial.

2. Reserve tempo para aprender sobre seus ritmos e como eles afetam você. Envolva também familiares e amigos.

3. Conheça seus altos e baixos. Monitore-se e compare isto com o que deveria acontecer naturalmente — se possível, use uma pulseira fitness para as medições.

4. Pico de sono por volta das duas, três da madrugada. Se for dormir quando o sol nascer, você estará lutando contra seu relógio biológico.

5. Vá devagar pela manhã. A correria desde o início do dia pode perturbar seu corpo. Um sono de qualidade é sobretudo o que fazemos a partir do momento em que acordamos.

6. A luz azul é uma luz que cai mal à noite — reduza-a quando puder. Passe à luz amarela ou vermelha, ou mesmo à luz de velas.

7. Imagine-se perto da fogueira em nossa ilha. O que você está fazendo agora que entra em conflito com isto? O que vai fazer a respeito? Planeje mudanças simples em rotinas atuais para se alinhar melhor com o gráfico dos ritmos circadianos.

DOIS
Depressa e lentamente
O cronotipo

É tarde. As luzes na arena de basquete caem sobre você e o barulho da multidão é ensurdecedor enquanto você assiste a seus jogadores encharcados de suor, mas mesmo assim desafiadores. É a sétima partida das finais da NBA e, depois de uma travessia pelos Estados Unidos com pouca recuperação entre alguns dos jogos mais próximos da história, tudo se resume a isto: seu time está empatado em 3 a 3 na série e está apenas dois pontos atrás nas quartas de final. O adversário quase tem o campeonato na mão, mas ainda não chegou lá. Você é o técnico — deve jogar os dados pela última vez. Você tem dois jogadores de capacidade muito parecida no banco de reservas e precisa escolher entre os dois. O jogador A não esteve em seu auge esta noite, particularmente enquanto o jogo se arrastava, mas é um profissional consumado e certamente fará esse esforço. Esse cara atravessaria muralhas por você. É claro que ele parece exausto, mas foi uma longa noite. O jogador B, porém, se saiu bem. Parece cheio de energia e alerta, apesar do adiantado da hora, mas tem algo nesse cara que te incomoda. Ele não é disciplinado. Chega constantemente atrasado aos treinos de manhã e, quando chega, parece que treina sonâmbulo. Será que vai rachar sob a intensa pressão dos derradeiros momentos da série mais apertada que já jogou? Seus olhos lhe dizem que ele é a opção certa, mas sua cabeça diz para escolher o jogador A. Você segue a sua cabeça.

No último segundo da partida, o jogador A recebe a bola em uma posição promissora e se prepara para arremessar, a última chance de seu time de empatar o placar e levar a partida para a prorrogação. Ele deve acertar este arremesso — já fez mil vezes nos treinos. Enquanto a bola descreve um arco pelo ar, soa o sinal que marca o fim da partida. Pronto — é tudo ou nada. A bola viaja para o cesto... E bate no aro, quicando para longe, inofensiva. Fim de jogo.

Corujas e cotovias

Antigamente, muito antes de começarmos a redefinir nossa abordagem ao sono, costumávamos falar da existência de dois tipos de pessoas: as corujas e as cotovias. Hoje perguntamos: "Você conhece seu cronotipo?"

Seu cronotipo descreve as características de seu sono — se você é uma pessoa matinal ou noturna. Mas não determina a hora em que você se levanta e vai dormir. Indica as horas em que seu corpo quer realizar as funções delineadas pelo gráfico dos ritmos circadianos no Capítulo 1, o que pode ser um alívio se você viu o gráfico e achou que aqueles horários não têm influência nenhuma em sua vida. Se você é uma pessoa matinal (um M, de matutino), o relógio de seu corpo é meio acelerado; ao passo que, se você é do tipo noturno (um V, de vespertino), o ritmo do relógio é mais lento.

Os cronotipos são uma característica genética e em geral posso vê-los a um quilômetro de distância nas pessoas que encontro. Você fica acordado e vai dormir tarde? Precisa de um despertador para se levantar para o trabalho pela manhã? Gosta de um cochilo no meio do dia? Costuma pular o café da manhã? Dorme em seus dias de folga? Então é provável que você seja um V.

Os M acordam naturalmente, desfrutam de seu café da manhã e adoram as horas matinais. Tendem a não precisar de despertador para acordar, é menos provável que sintam fadiga durante o dia e vão dormir relativamente cedo.

Esta variação costuma ser de apenas umas duas horas para um lado ou outro, e não cinco ou seis. Pouquíssimas pessoas têm uma constituição pela qual naturalmente querem acordar ao meio-dia. Mesmo com as cortinas fechadas e você bem escondido na cama, seu cérebro sabe que o sol está alto. Ele também quer se levantar. A maioria de nós tem uma ideia de nosso cronotipo; mas, se você ainda não tem certeza, o questionário de cronotipo da Universidade de Munique é um bom lugar para descobrir.[1]

Quando crianças, tendemos a existir como M, levantando cedo e em geral indo para a cama muito antes dos adultos. Quando chegamos à adolescência, porém, nosso relógio biológico passa a andar bem mais devagar. Temos o impulso de ir para a cama tarde e dormir mais. Os adolescentes têm má fama, mas em geral só estão fazendo o que o corpo quer. À medida que passamos do pico de nosso relógio atrasado, lá pelos vinte anos, nossos ritmos revertem a seu tipo genético e eles continuam a rastejar para mais cedo durante o envelhecimento.[2]

Os intermediários

Existe uma terceira categoria de cronotipo: o intermediário. Muitos de nós genuinamente ficam entre uma coisa e outra, mas, na verdade, quase toda a população leva a vida como intermediária, qualquer que seja seu cronotipo real. Com todas as opções de entretenimento disponíveis — jantar, bebidas, a estreia de um filme à meia-noite, assistir a uma série por streaming em casa ("Só mais um episódio antes de dormir...") —, por que só os V podem ficar acordados até tarde? E um V pode dormir até tarde (na verdade, eles são geneticamente predispostos a isso), mas precisam estar no trabalho às nove da manhã do dia seguinte. Então, mascaramos nossos verdadeiros cronotipos com despertadores e excesso de estimulantes: sendo hiperativos física e mentalmente, e usando cafeína e açúcar.

Por que é importante conhecer seu cronotipo? Se ficarmos por nossa própria conta e pudermos acordar e ir dormir na hora que quisermos, acordar naturalmente e começar a trabalhar em um horário de nossa escolha, isso não importará muito. Porém, estranhamente, as culturas de trabalho ainda precisam evoluir com isto em mente. Seja você um M ou V, ainda precisa chegar ao trabalho às nove da manhã, ainda precisa chegar ao treino de manhã, se for um jogador de basquete, e neste caso os V sofrem porque efetivamente tentam operar em um fuso horário diferente do relógio corporal interno. "Jet lag social" é uma expressão cunhada para descrever isto.

Como acordam cedo naturalmente, os M tendem a ficar cansados mais cedo e vão para a cama mais cedo também. Isto significa que, quando a manhã volta, eles terão desfrutado de muito sono restaurador profundo durante o horário de pico, por volta das duas, três da madrugada, e estarão num estado de sono mais leve ao se aproximarem da hora de acordar. Muitas vezes nem precisam de despertador. Os V, por outro lado, ficarão ativos até mais tarde, o que quer dizer que, quando chega a manhã, o despertador precisa acordá-los durante um estágio anterior do sono (só para o botão de soneca ser pressionado repetidamente) e eles passarão o restante da manhã tentando se recuperar. Um V provavelmente dependerá da cafeína para isso.

Os altos e baixos da cafeína

A cafeína é a droga potencializadora do desempenho mais popular do mundo — um neuroestimulante com propriedades psicoativas que combate a fadiga e tem mostrado efeitos benéficos no estado de alerta em termos de reação, concentração e resistência.[3]

Usamos cafeína nos esportes, em particular no ciclismo, como um reforço legítimo e seguro para o desempenho, mas controlamos seu uso. Damos doses sob medida a atletas em momentos estratégicos (para um evento de resistência, daríamos uma dose mais perto da hora da largada do que para um velocista) e, se o corredor aparece depois de tomar um expresso duplo no café da manhã, isto será levado em consideração. Existe uma cultura do café em todos os níveis do ciclismo, mas os profissionais são bem disciplinados e estão familiarizados com o conteúdo de cafeína da marca que consomem.

Sarah Piampiano, triatleta profissional e campeã do triatlo Ironman, nem consome cafeína na vida cotidiana — só usa quando compete, na forma de gel esportivo, com uma quantidade específica de cafeína, que toma antes e em várias etapas durante a corrida. Entretanto, tenho visto exemplos de atletas em outros esportes bebendo café em casa, tomando suplementos de cafeína e até mascando chiclete de cafeína durante os treinos — consumindo-a em quantidades que terão um efeito prejudicial.

Altas doses de cafeína podem causar agitação e ansiedade. Tê-la em sua corrente sanguínea pode dificultar o adormecer e a continuidade do sono. É uma droga viciante e você desenvolverá tolerância a ela com o uso diário elevado. Você procurará cada vez mais para conseguir aquele pico que quer dela. Depois que a estimulação excessiva passa a ser a norma, você pensa que está dando o máximo de si, mas não está. Sempre estará alguns passos atrás, uma sombra ligada de si mesmo, porque usa a cafeína simplesmente para chegar ao ponto em que você *pode* cumprir seu papel.

Estudos mostram que a cafeína é mais benéfica para atletas em quantidades moderadas, de cerca de 3 a 6 miligramas por quilo de massa corporal,[4] e a Food and Drug Administration recomenda 400 miligramas como ingestão diária máxima de cafeína para a média das pessoas. Para colocar isso em perspectiva, um café coado grande da Starbucks contém 330 miligramas. O expresso simples da mesma rede contém 75 miligramas e uma xícara de café feito em casa pode conter até 200 miligramas.

Além de tudo isso, a cafeína tem uma meia-vida de até seis horas, o que significa que estará presente em seu corpo muito tempo depois do que você pode pensar. Está tudo muito bem e muito bom em decidir não ingerir cafeína mais tarde no dia para ajudar em seu sono noturno, mas e se você já tomou um grande da Starbucks, um café da máquina no trabalho, duas xícaras de chá (cada uma delas pode conter algo entre 25 a 100 miligramas) e uma lata de Coca-Cola (35 miligramas) no almoço? E existem coisas que consumimos que contêm cafeína, mas talvez não saibamos, como chocolate, alguns analgésicos e até chá e café descafeinados (descafeinado decididamente não significa o mesmo que sem cafeína).

Se você se superestimula com cafeína de um jeito desregrado, dia após dia, não a usa como é utilizada nos esportes. Está usando a cafeína habitualmente, e não para um evento específico. Ninguém está sugerindo que você não pode tomar aquela ótima xícara de café que deseja tanto — as legiões de ciclistas de Lycra que tomam um expresso em cafeterias ao ar livre por todo o país, aqui no Reino Unido, podem testemunhar isso —, mas por que não medir quanto você consome e usar isso estrategicamente? Se você tem uma reunião em que precisa estar afiado, ou um trabalho que exija o máximo de concentração e foco, por que não a poupar para isto? Use a cafeína como um potencializador do desempenho, em vez de unicamente para colocá-lo em uma posição a partir da qual consegue fazer sua parte.

Gestão de seu cronotipo

A longo prazo, a luz do dia é uma ferramenta mais eficaz do que um vício descontrolado em cafeína. Para o tipo V, a luz do dia pela manhã é fundamental para quem quer ajustar o relógio biológico e acompanhar os M. Arrume um simulador de amanhecer, que recria um nascer do sol em seu quarto para acordá-lo, de uma marca confiável; abra as cortinas, saia de casa.

A péssima notícia para os V é que devem parar de dormir até tarde nos fins de semana também. Se você passa a semana inteira ajustando seu relógio biológico às exigências do trabalho e depois manda tudo às favas no fim de semana, seu relógio voltará ao estado natural e mais lento, e você recomeçará tudo na segunda-feira. Os sintomas de seu jet lag social serão muito piores.

Os escritórios e locais de trabalho deveriam levar isto mais a sério. Em vez de hierarquias em que o pessoal superior tem escritórios com janelas, destine-as aos V quando eles estiverem lutando pela manhã e aos M na parte da tarde. Investir em lâmpadas luz do dia ajudará os M e V a vencer suas respectivas partes complicadas do dia e aumentarem a produtividade, em particular no inverno, quando há menos luz. Com os times de futebol com que trabalho, coloco lâmpadas luz do dia nos vestiários. Os jogadores não percebem — para eles, são apenas lâmpadas —, e você pode fazer o mesmo em salas de reuniões.

Nem tudo é má notícia para os V. Eles têm uma vantagem natural não só quando se trata de curtir a vida noturna, mas também quando trabalham em turnos da noite. Um enfermeiro M que trabalha em turnos noturnos em um hospital teria a mesma necessidade de lâmpadas luz do dia e cafeína para acompanhar os colegas V. O mais importante a ser descoberto pelos dois cronotipos é alguma harmonia com seu ambiente.

Se voltarmos à nossa fogueira na ilha e supusermos que você é um V e eu, um M, ao retornarmos aos ritmos naturais de nossos respectivos relógios corporais, aprenderemos a trabalhar em harmonia. Você continuará sentado e vigilante, cuidando do fogo e realizando tarefas do acampamento à noite, enquanto adormeço e depois, de manhã, quando eu acordar uma hora ou duas antes de você, acenderei a fogueira de novo, farei nosso desjejum e me prepararei para o dia que teremos pela frente.

No mundo real, podemos usar isto para beneficiar nosso dia a dia. Um M pode morar com a parceira, uma V, e os dois devem sair para trabalhar às oito e meia da manhã. Ele se levanta às seis e meia e ela às oito, mas, é claro, ele incomoda a parceira sempre que se levanta de manhã. Ela volta a dormir e imagina que lhe faz bem, mas na realidade passeia entre o sono e a vigília. Mas e se puderem chegar a um meio-termo? Os dois acordam às sete, o que é uma grande mudança para ela, mas o M prepara o café da manhã e dá à V espaço para se sentar à luz do dia, reajustar o relógio corporal e acordar naturalmente. Levará algum tempo para que se adaptem a isto, mas de repente o casal vive em maior harmonia. Quando chega a noite, é a vez da V fazer sua parte, talvez preparando o jantar ou lavando os pratos depois, quando o M está cansado.

Se você é M, sabe que está em seu auge pela manhã, então pode planejar o dia para tirar proveito disto. Digamos que seu trabalho envolva gerenciar as contas nas redes sociais da empresa, alguma contabilidade e muita comunicação, mas também algumas tarefas mais comuns da vida no escritório, como pegar a correspondência e arquivar documentos. Supondo-se que tenha alguma liberdade para decidir o que fazer, você pode manipular o horário de modo que redija todos os seus tuítes e *press releases* pela manhã, tudo que exige um estado de alerta máximo, depois passar a tarde cuidando da correspondência e do arquivo. Falando eu mesmo como um M, se quiser me passar alguns clientes que precisam ser encaixados corretamente, aconselho me procurar pela manhã.

Em geral, não existe essa liberdade no trabalho cotidiano e às vezes um emprego que envolva redigir um comunicado à imprensa ou algo que exija raciocínio cairá em sua mesa na parte da tarde e deverá ser concluído prontamente. Mas, onde pudermos, em vez de passar o que parece uma eternidade concluindo alguma coisa à tarde, perguntando-se por que está demorando tanto, pare e pense. Se você está lutando com isso, retome a tarefa pela manhã, quando estará mais renovado e mais alerta. A mesma filosofia se aplica aos V.

Identificarei o cronotipo de cada jogador de um time com que trabalho, o que é benéfico para os dois, atletas e treinadores. O jogador B, mencionado no início do capítulo, é um V, enquanto o jogador A é um M, mas seu técnico não sabia disso. Contudo, se eu fosse levado a trabalhar com o time, identificasse isto e conversasse com o jogador B, ficaria claro para ele por que é um esforço sair da cama de manhã cedo, por que precisa daquele despertador e por que ele não se sai tão bem nos treinos matinais. Poderei dar alguns conselhos sobre o que ele pode fazer a respeito disso.

Do ponto de vista do técnico, ele agora sabe que talvez não seja um caso de indisciplina, porque a constituição do jogador B implica que ele naturalmente não quer treinar de manhã — ele prefere fazer isso na parte da tarde. O técnico não vai dividir os treinos e dizer a atletas M e V que apareçam separadamente, é claro, mas ele agora sabe que precisa fazer alguns ajustes. Não pode continuar obrigando o jogador B a fazer tudo pela manhã porque algo acabará mal. Ele talvez não consiga se livrar plenamente daquela lesão prolongada, ou talvez só faça alguma tolice no calor do momento em um grande jogo porque o técnico o esteve pressionando de um jeito que contraria sua constituição biológica.

Isto também dá ao treinador um pouco mais de *insight* nas noites de final da primavera, durante as finais da NBA, com a série por um fio. O jogador A é um M. Ele mascara isto jogando tarde da noite, mas a decisão entre ele e o igualmente habilidoso jogador B, na verdade, não é uma decisão: o V está mais alerta e está em seu meio à noite. Ele deve ir para a quadra, onde tem uma chance maior de acertar aquele arremesso crucial de último segundo.

CRONOTIPO: SETE PASSOS PARA UM SONO MAIS INTELIGENTE

1. Conheça seu cronotipo e estabeleça aqueles de amigos e familiares. Use o questionário da Universidade de Munique, se você não souber.

2. Manipule seu dia de modo que você possa estar em seu auge quando mais importar.

3. Use a cafeína como um potencializador estratégico de desempenho, e não por hábito — e não passe de 400 miligramas por dia.

4. Vespertinos, não durmam até tão tarde nos fins de semana, se quiserem derrotar o jet lag social.

5. Equipe salas de reuniões, escritórios e mesas com lâmpadas luz do dia para melhorar o estado de alerta, a produtividade e o ânimo no trabalho.

6. Saiba quando entrar em quadra e quando ficar no banco. Será que você deve entrar em uma partida tarde da noite quando você é um Matutino?

7. Aprenda a trabalhar em harmonia com seu parceiro, se os cronotipos diferirem.

TRÊS

Um jogo de noventa minutos

Dormir por ciclos, não por horas

Você acorda no escuro. *Quanto tempo dormi?*, pergunta-se. Depois de se levantar e ir ao banheiro, você olha o telefone: 3:07. Está tudo bem — ainda tem muito tempo para dormir. Se voltar a dormir agora, ainda estará no rumo certo para cerca de oito horas de sono quando seu despertador tocar às sete e meia. Você tem um dia atarefado amanhã, muito a fazer no trabalho. Precisa estar renovado. Precisa de suas oito horas.

Então, você fica um tempo deitado. E depois mais um tempo. Olha o telefone: 3:33. Ainda está tudo bem. Tem muito tempo. É claro que você tem aquela reunião importante às dez da manhã, então precisa estar revigorado. *E como isso vai acontecer?*, você se pergunta, e as palpitações recomeçam; seus ombros, quase imperceptivelmente, endureceram. Você não está mais deitado de lado; mudou de posição e está de costas, os dedos entrelaçados embaixo da cabeça. *O melhor para ficar pensando.* Você olha a hora mais uma vez: 3:56. Algo na proximidade das quatro da manhã, sobre perder uma hora inteira antes do dia seguinte, justo esse dia seguinte, enche você de um pavor peculiar a essa hora da noite.

A provocação dos numerais 5:53 é a última coisa de que você se lembra antes de seu despertador acordá-lo com um choque às sete e meia, você de boca seca e uma dor crescente atrás dos olhos. Você não teve nada perto de oito horas. Como vai atravessar o dia de hoje?

Tamanho único?

Se lhe pedissem para pensar em um número, só um número, entre um e dez, considerando que você esteja lendo um livro sobre o sono, é provável que você pense no oito. Oito horas de sono toda noite é um bom número redondo, mas é um daqueles exemplos duradouros da suposta sapiência do sono que não faz sentido para todos.

A ideia de oito horas por noite é relativamente moderna. Falaremos posteriormente sobre dormir em mais de uma fase, mas por ora basta dizer que até o século XIX, com a Revolução Industrial e a introdução da luz artificial, era improvável que as pessoas dormissem oito horas seguidas à noite. É ainda mais improvável que elas se preocupassem com isso.

Oito horas é a quantidade *média* de sono que as pessoas têm por noite, e de certo modo parece ter se tornado a quantidade recomendada — para todos. A pressão resultante que as pessoas sofrem para chegar a isto é incrivelmente prejudicial e contraproducente para conseguir a quantidade correta que precisamos individualmente.

Esta mentalidade de tamanho único não se aplica a outras áreas de nossa vida. Com coisas como consumo de calorias, existe um padrão aceito pelo setor nas diferenças para os sexos, e isso sem considerarmos a diferença na necessidade entre um fanático hercúleo por malhação e alguém que tem um estilo de vida sedentário. Existem diretrizes para o consumo máximo de alimentos como açúcar e sal, mas é considerado aceitável consumir menos do que essas quantidades. Não existe uma extensão de tempo definitiva que deva ser passada em exercícios diários (mais do que o recomendado costuma ser bom). Só no sono — e, como veremos depois, não só neste aspecto do sono — é que essa sapiência é simplesmente aceita.

A verdade é que cada um de nós é diferente. Existem as Margaret Thatchers e as Marissa Mayers da vida, aguentando-se com quatro a seis horas por noite enquanto governam a Grã-Bretanha ou são CEO da Yahoo, respectivamente, e existem as pessoas como a lenda do tênis Roger Federer e o homem mais rápido do mundo Usain Bolt, que dizem precisar de cerca de dez horas por noite.

E, mesmo admitindo esses extremos, nossa necessidade de sono muda no decorrer da vida. Quando crianças e depois adolescentes, precisamos de muito mais sono do que quando adultos. Segundo a americana National Sleep Foundation, a média dos adolescentes (14 a 17 anos) precisa de oito a dez horas de sono. O adulto médio precisa de sete a nove.

Se você precisa de menos de oito horas de sono por noite, mas está se obrigando a dormir oito, vai para a cama quando não está cansado e fica deitado acordado, está perdendo seu tempo. Se olha o relógio no meio da noite, calculando ansiosamente quanto das oito horas está perdendo, revira-se na cama e fica cada vez mais preocupado com dormir o *suficiente*, está fazendo o mesmo: perdendo seu valioso tempo em não dormir.

Quem trabalha por turnos, por exemplo tripulações de aviões, corretores de valores, motoristas de caminhão de percursos longos... eles não conseguem oito horas por noite. Os atletas com quem trabalho não conseguem oito horas por noite, e isso não se deve só às pressões sobre o tempo de cada um deles. É porque eles não enxergam o sono em horas; eles o veem em ciclos.

Os ciclos de sono

A abordagem R90 simplesmente significa *recuperação em 90 minutos*. Não escolhi esse número ao acaso, qualquer número entre um e cem; noventa minutos é o tempo que uma pessoa, em condições clínicas, leva para passar pelas fases do sono que constituem um ciclo.

Nossos ciclos de sono são compostos por quatro (ou às vezes cinco) fases distintas, e é fácil pensar na passagem por um ciclo como uma jornada escada abaixo. Quando apagamos a luz e vamos para a cama à noite, estamos no alto da escada. Ao pé da escada está o sono profundo, e é ali que queremos chegar.

O alto da escada: cochilando
Fase 1 Não REM (NREM)
Lentamente damos os primeiros passos escada abaixo e passamos alguns minutos em algum lugar entre a vigília e o sono. Já acordou assustado, de repente, porque sentiu que estava caindo? Isto acontece nesta fase e é apenas uma alucinação, mas significa que precisamos recomeçar nossa descida da escada. É muito fácil nos empurrar de volta escada acima a partir daqui — uma porta que se abre ou uma voz na rua fará isto —, mas, depois que conseguimos passar com sucesso por esta fase, descemos ao...

Meio da escada: sono leve
Fase 2 NREM
No sono leve, nosso batimento cardíaco se desacelera e a temperatura corporal cai. A partir daqui, ainda podemos ser arrastados de volta ao alto da escada ao ouvir alguém gritar nosso nome ou, no caso de uma mãe (e as mulheres são biologicamente suscetíveis a isto), o filho chorando. Passamos a maior porcentagem do tempo de sono neste estado, assim às vezes pode parecer um longo degrau na escada, em particular para aqueles que ficam presos no sono leve, mas não é tempo desperdiçado se faz parte de um ciclo equilibrado. Relacionam-se com esta fase a consolidação de informações e o desempenho melhorado na habilidade motora.[1] E, à medida que descemos, começamos a transição para a parte realmente boa.

O pé da escada: sono profundo
Fase 3 (e 4) NREM
Meus parabéns — você chegou ao pé da escada. Aqui embaixo, é preciso muito esforço para nos acordar. Se você um dia teve de sacudir alguém para acordá-lo, ou se teve a infelicidade de ser a pessoa sendo acordada e o fez sentindo-se aturdido e confuso, vai entender o poder que tem o sono profundo e os efeitos na inércia do sono. Para os sonâmbulos entre nós, é esta a fase em que vocês têm lugar de fala.

O cérebro produz ondas delta, as ondas cerebrais de frequência mais lenta, no sono profundo (produzimos as ondas beta de alta frequência quando estamos despertos). Queremos passar o máximo de tempo aqui, chafurdando nesta fase, porque é aqui que colhemos os benefícios físicos mais restauradores do sono, como o aumento na liberação de hormônio do crescimento.[2] O hormônio do crescimento humano (HGH, *human growth hormone*) pode ser familiar a alguns leitores como uma droga para melhorar o desempenho banida dos esportes, mas o corpo o produz naturalmente e seus efeitos são poderosos. O dr. Michael J. Breus, psicólogo clínico e especialista no sono, descreve o HGH como "um ingrediente fundamental de que todos sempre precisamos para desenvolver novas células, reparar tecidos, recuperar o corpo dos esforços diários e essencialmente ser (e se sentir) rejuvenescido". Torcemos para em sono profundo passar cerca de 20% de nosso tempo aqui durante a noite.

Helter Skelter: REM

Na música "Helter Skelter", os Beatles cantam sobre voltar ao alto do escorrega, onde eles param e se viram, depois dão uma volta nele. Não é tão diferente desta fase do sono. Voltamos ao alto da escada, a um território de sono leve por algum tempo, antes de chegarmos a uma fase de sono com que muitos de nós estão familiarizados: o REM (*rapid eye moviment*, movimento rápido dos olhos). É aqui que nossa mente dá umas voltas — criamos a maior parte de nossos sonhos nesta fase, enquanto o corpo está temporariamente paralisado, e acredita-se que o sono REM tem efeitos benéficos para a criatividade.[3] Precisamos voltar para o alto, parar e nos virar, e dar uma volta tanto quanto precisamos chegar ao pé da escada. E, mais uma vez, devemos procurar passar cerca de 20% do tempo nesta fase. Os bebês passam mais da metade do tempo de sono aqui. No fim da fase REM, acordamos — em geral não nos lembramos disto — antes de começar o ciclo seguinte.

Cada ciclo durante a noite é diferente. O sono profundo é responsável por uma parcela maior de nosso sono em ciclos iniciais, porque o corpo prioriza chegar a esta fase o quanto antes, enquanto o sono REM corresponde a uma parte maior dos últimos ciclos. *Porém*, se tivermos menos sono do que o normal, nosso cérebro cairá no REM por mais tempo em ciclos iniciais, demonstrando sua importância para nós.[4] Este é apenas um dos motivos para que seja um desperdício de seu tempo tentar "colocar o sono em dia" indo para a cama mais cedo do que o normal ou dormindo até mais tarde. Depois que o sono foi perdido, acabou-se. Mas nosso corpo é extraordinariamente competente na tarefa de compensar por nós.

O ideal é que passemos uma noite na cama fazendo tranquilamente a transição de um ciclo ao seguinte em um padrão de sono--vigília-sono-vigília, aos poucos com menos sono profundo e mais sono REM com o progredir da noite, até o último despertar pela manhã. Esta é a chave para conseguir um sono de *qualidade*: todo o sono leve, sono profundo e REM de que precisamos em uma série de ciclos que nos parece uma longa noite de sono contínuo.

Entretanto, existe toda sorte de obstáculos pelo caminho. Barulho, idade, estresse, medicamentos, cafeína, perturbações físicas como a perna do parceiro nos tocando, respiração pela boca e não pelo nariz, ronco e apneia do sono, temperatura e a necessidade de usar o banheiro podem nos levar de volta ao topo da escada e deixar alguns de nós condenados a passar grande parte da noite nas fases mais leves do sono, ou nos tirar inteiramente do ciclo.

As repercussões podem ir de níveis crescentes de fadiga durante o dia a incidentes muito mais graves. O corpo pode nos largar direto em um microssono durante o dia quando menos esperamos, por exemplo quando dirigimos um carro ou operamos uma máquina.

Se ficarmos presos em padrões de sono leve, não importa quanto sono conseguirmos — não nos beneficiaremos plenamente dele. A abordagem R90 ataca os obstáculos que nos impedem de chegar ao pé da escada e tudo começa com nosso despertador matinal.

Acorde!

Parece que a flexibilidade é uma característica desejável no mundo atual. Madrugadas, fins de semana e viagens implicam que devemos pagar para evitar abordagens fixas à vida. Se você toma alguns drinques e come alguma coisa depois do trabalho, não faz sentido colocar o despertador para tocar um pouco mais tarde na manhã seguinte, dando-lhe um pouco mais de sono? E certamente é melhor esquecer inteiramente o despertador nos dias de folga, não?

Na verdade, estabelecer uma hora constante de acordar é uma das ferramentas mais poderosas à nossa disposição quando procuramos melhorar a qualidade da recuperação. O corpo adora quando os ritmos circadianos, ajustados pelo nascer e pelo pôr do sol, trabalham em torno de um ponto constante e a mente adora isso, porque esta hora constante de despertar pode nos ajudar a criar confiança para ser mais flexíveis em outros aspectos da vida.

Escolher uma hora constante para o despertar requer algum raciocínio e certo esforço, porque você também deve *se levantar* nesta hora. É aconselhável rever os dois ou três meses anteriores de sua vida, levando em conta a vida profissional e pessoal, e escolher o horário mais cedo em que você tem de acordar. A hora deve ser aquela viável todo dia e não deve haver nada na sua vida que exija acordar mais cedo, a não ser em circunstâncias especiais, como ter de pegar um avião. Assim, não escolha sete e meia da manhã se você de vez em quando precisa estar acordado às sete para chegar a uma reunião. Escolha sete horas, neste exemplo. E lembre-se, você também estará usando esta hora de acordar nos fins de semana, então não escolha algo completamente irreal, com base no pressuposto de que pode dormir até mais tarde nos dias de folga.

Pense um pouco em seu cronotipo. Se você é um V, não escolha algo muito mais cedo do que quando precisa se levantar, mas tenha em mente que deve haver uma relação com a hora do nascer do sol. Quanto mais você se distancia disso, mais se desliga do processo circadiano. Para um V que tem de acordar para trabalhar em uma hora que não bate com seus ritmos naturais, esta hora de acordar será essencial para reajustar seu relógio todo dia de forma que ele possa acompanhar os M e os intermediários.

Depois que você estabeleceu o horário mais cedo em que precisa acordar, faça dele sua hora de se levantar. O ideal é que a hora de acordar esteja nos noventa minutos anteriores ao horário em que tem de chegar ao trabalho, à aula ou qualquer outra obrigação, para que você possa ter tempo suficiente para se preparar depois de dormir.

Você precisará de um despertador para ser acordado, em particular no início, mas o que descobrirá é que o corpo e a mente ficam treinados a acordar nessa hora. Logo você se verá desligando o despertador antes que ele toque porque você já acordou.

Usando a hora de acordar, você agora pode fazer uma contagem regressiva em ciclos de noventa minutos para estabelecer quando deve ir dormir. Se você é como a média das pessoas, quer cerca de oito horas de sono, o que seria o equivalente a cinco ciclos por noite (que equivalem a sete horas e meia). Se você escolher sete e meia da manhã como a hora de acordar, deve pretender ir dormir à meia-noite, o que significa enroscar-se e relaxar noventa minutos antes — ou o tempo que você leva para dormir.

Quando começo a trabalhar com um atleta e pergunto quanto tempo dormiu na noite anterior, provavelmente ele dá uma resposta vaga. "Ah, umas sete ou oito horas", ele pode dizer. Mas os atletas, como o restante de nós, têm uma abordagem aleatória a isto. Eles *pensam* que vão para a cama por volta das onze, têm certeza de que acordam para ir ao banheiro uma vez durante a noite e, pelo que se lembram, são sete ou sete e meia quando acordam. A noite que passou, quem sabe?

Estabelecer uma hora constante de acordar elimina a natureza aleatória de nosso sono. Ajudamos a instilar uma rotina que nos dá a confiança para saber quanto estamos conseguindo dormir. Se eu fizer a mesma pergunta a um atleta com quem estou trabalhando há algum tempo, ele responderá sem hesitar: "Consegui cinco ciclos na noite passada."

Faça isso toda noite e você terá 35 ciclos por semana, o que é simplesmente a perfeição. E também nunca vai acontecer. A vida atrapalha: um jogo noturno para um jogador de futebol, ou um trem atrasado para casa, um jantar até mais tarde, um livro que não conseguimos largar, ou um telefonema de um velho amigo para o resto de nós. Você precisa ter a flexibilidade para trabalhar com isso, para ainda curtir a vida e se virar no trabalho sem se preocupar com a hora de dormir. Assim, isto não é fixo. Você acorda exatamente na mesma hora todo dia, mas tem intervalos de noventa minutos em que vai para a cama — mas você não deve usar este intervalo antes da hora ideal de ir dormir. Como dissemos anteriormente, não tem como compensar o sono perdido.

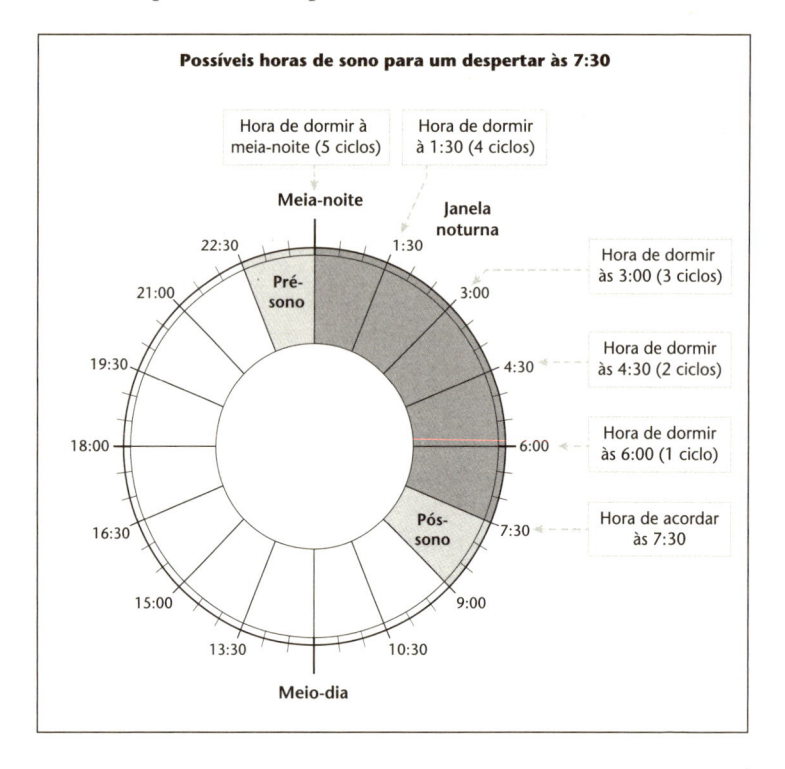

Possíveis horas de sono para um despertar às 7:30

- Hora de dormir à meia-noite (5 ciclos)
- Hora de dormir à 1:30 (4 ciclos)
- Hora de dormir às 3:00 (3 ciclos)
- Hora de dormir às 4:30 (2 ciclos)
- Hora de dormir às 6:00 (1 ciclo)
- Hora de acordar às 7:30

Assim, se você chega em casa um pouco mais tarde e não está preparado para naturalmente entrar em um estado de sono à meia-noite para sua hora de acordar escolhida às 7:30 da manhã, pode ir dormir a 1:30, o que representa quatro ciclos (seis horas); chegue ainda mais tarde e você pode ir para a cama às 3 horas, somente três ciclos. Agora você está forçando a barra. Agora trabalha no limite, como os atletas com quem trabalhei. Eles adoram a ideia dessas faixas de noventa minutos; são mensuráveis e podem ser alcançadas. Os jogadores de futebol gostam delas porque têm a mesma extensão de uma partida. Eles sabem que, quando um evento exige, podem começar a manipular esses ciclos para os próprios fins. Eles estão no controle de sua recuperação, e não o contrário.

Horário de dormir

Preocupar-se com o sono é um obstáculo que muitos enfrentam quando tentam conseguir o que precisam dele. Ir para a cama quando não estamos cansados ou preparados para isso só vai criar problemas, e se estressar por acordar no meio da noite não vai nos ajudar a voltar a dormir. Depois que começamos a nos preocupar e remoer, são liberados hormônios do estresse, como a adrenalina e o cortisol, deixando-nos mais alertas.

Para aqueles de nós que não sofrem com problemas para dormir, a "noite de sono ruim" costuma acontecer isoladamente, ou como parte de um período de pressão e estresse. Se considerada parte de uma amostra mais ampla, pode representar apenas um dia da semana, ou alguns dias no mês.

Falo do sono em ciclos por semana, e não em horas por noite. Então, de repente, uma noite ruim em sete não parece tão ruim assim. Imediatamente nos aliviamos da pressão porque não se trata de um tudo-ou-nada de oito horas por noite. Nem tudo é uma volta por noite. Em vez disso, alguém que precisa de cinco ciclos por noite quer ter 35 ciclos por semana.

Vou me sentar com um cliente e examinar seu horário, e mostrarei como ele pode chegar a isso. Veremos sua semana antecipadamente e identificaremos as áreas problemáticas. Para um jogador de futebol, identificaríamos como problema coisas como uma partida numa noite de quinta-feira fora de casa. O jogo só vai terminar tarde da noite e pode haver entrevistas pós-jogo; é preciso considerar a adrenalina resultante disto e a viagem. O jogador não conseguirá ter seus cinco ciclos nesta noite. Assim, veremos como ele pode compensar.

Tentamos evitar três noites consecutivas de menos de cinco ciclos. Em vez disso, procuramos ter uma ou duas noites disto com a rotina ideal. Se conseguirmos pelo menos quatro noites por semana de uma rotina ideal nos horários, estamos indo bem. Mais importante, estamos conscientes de quanto sono conseguimos. Podemos ver com muita clareza se forçamos demais as coisas. Cinco noites de poucos ciclos por semana, quando não fazem parte de uma mudança de curto prazo no regime? Precisamos ver isso.

"Dê um peixe a um homem e você o alimentará por um dia; ensine-o a pescar e o alimentará pela vida toda", diz o provérbio, e ele se aplica direitinho ao programa R90. Chegarei a um ponto com um cliente em que posso entregar seus horários e dizer: "Sei que você pode conseguir trinta ciclos aqui. Se vai conseguir, depende de você." A partir daí, fica tudo nas mãos dele.

É empoderador para alguém assumir o controle do sono desse jeito e é possível começar a manipular ciclos a curto prazo para liberar mais tempo para um evento específico ou um período de nossa vida como parte de uma mudança controlada de regime. Um atleta que se prepara para os Jogos Olímpicos pode passar de uma rotina de cinco ciclos para quatro ciclos por noite, o que libera quase dois dias a mais por mês. Podemos adquirir confiança ao sabermos que o tempo pode ser destravado, mesmo que apenas temporariamente. Algumas pessoas passam de cinco ciclos para quatro e descobrem que se saem melhor. Elas não estão acordando mais durante a noite. Agora sabem de quanto sono precisam. Sentem-se renovadas e otimistas porque, afinal, têm horas suficientes no dia.

Você pode fazer isso em sua própria vida. Comece por cinco ciclos e veja como se sente depois de sete dias. Se for demais, passe a quatro. Não basta? Aumente para seis. Você saberá porque deve se sentir bem depois que ajustar os ciclos. O que realmente quero é que você sinta a confiança de que está no controle de seu sono. Depois de ficar à vontade com o que pensa ser a noite ideal, você pode pensar em ajustá-la para combinar com as exigências de seu estilo de vida. Como um atleta de elite, você deve procurar compensar duas noites consecutivas com menos ciclos com uma que seja o seu ideal, e chegar a pelo menos quatro rotinas por semana.

Não há necessidade de pânico se você nem sempre aderir a isto — assim como não é necessário que todos os preocupados da madrugada consigam oito horas naquela noite —, porque agora você começa a comandar o sono. Pela programação, você poderá ver onde está conseguindo menos e onde podem ocorrer os problemas, em vez de simplesmente sentir que não dormiu o suficiente sem ter nenhuma evidência em apoio a isto, e identificar onde pode fazer mudanças na rotina.

Depois que você estiver confortável com o sono em ciclos, poderá imitar a preparação olímpica para os jogos ao fazer mudanças de curto prazo no regime para um conjunto específico de circunstâncias. Se estiver treinando para uma maratona e precisa encaixar seu treinamento em torno do horário de trabalho, pode reduzir os ciclos à noite para que dê certo. Se estiver envolvido em um projeto que exija demais de sua vida, passe a uma rotina de quatro ciclos para dar cabo dele. Se for realmente pressionado no curto prazo, veja se consegue reduzir para três.

Agora talvez você esteja se dizendo: *Espere aí... não posso ter três ou quatro ciclos por noite!* Mas isso é porque você ainda pensa em dormir de um jeito monofásico, puramente como um bloco por noite, em vez de ver como um processo de recuperação de 24 horas, com as outras janelas e oportunidades que isto nos oferece para compensar menos ciclos por noite. E você ainda não está vendo o tempo que passamos nos preparando para dormir, e como passamos o tempo depois que dormimos, como um componente não negociável disto. Como você verá nos dois capítulos seguintes, o sono é muito mais que o tempo que passamos nele durante a noite.

CICLOS, NÃO HORAS: SETE PASSOS PARA UM SONO MAIS INTELIGENTE

1. A constância na hora de acordar é a âncora que segura a técnica R90. Estabeleça a hora e se atenha a ela. Se você divide a cama com alguém, consiga que a pessoa faça o mesmo, e o ideal é que ambos acordem na mesma hora.

2. Pense no sono em ciclos de noventa minutos, não em horas.

3. Seu tempo de sono é flexível, mas é determinado pela contagem regressiva em faixas de noventa minutos a partir da hora de acordar.

4. Veja o sono em uma extensão maior do tempo para tirar a pressão dele. Uma "noite de sono ruim" não vai te matar — pense nisso em termos de ciclos por semana.

5. Procure evitar três noites consecutivas de menos ciclos que o ideal.

6. Não se trata simplesmente de qualidade e quantidade. Saiba de quanto você precisa. Para a média das pessoas, 35 ciclos por semana é o ideal. Vinte e oito (seis horas por noite) a trinta, tudo bem. Se você está conseguindo menos do que não foi planejado, talvez esteja exagerando.

7. Tenha como meta chegar à sua quantidade ideal pelo menos quatro vezes por semana.

QUATRO

Aquecimento e relaxamento

Rotinas pré e pós-sono

Foi um longo dia. Você chega em casa por volta das onze da noite depois de fazer hora extra no trabalho e em seguida jantar tarde e tomar algumas taças de vinho com alguns colegas. Você descalça os sapatos aos chutes, tira a roupa e a joga em uma pilha amarrotada no chão antes de escovar os dentes no brilho implacável da luz do banheiro. Enfim vai para o quarto e se mete embaixo das cobertas ao lado do parceiro, que acorda brevemente, depois se vira e volta a dormir. Você está de estômago cheio e cansado, e esteve ansiando por esse momento no táxi a caminho de casa. Você fecha os olhos e adormece...

Você acorda subitamente, no susto, a mente em disparada com a conversa do jantar. O que os colegas quiseram dizer com algumas coisas que foram faladas? Será que você pareceu meio antiprofissional — talvez até meio grosseiro — no que falou sobre os outros do escritório?

Agora você está acordado. Sua mente passa a outras questões: você conseguirá terminar o projeto atual a tempo? Vai atrasá-lo de novo? Como ele ficará?

Seu coração se acelera e a velha amiga, a indigestão, chegou depois do jantar terminado só uma hora atrás. Você está inquieto e desconfortável. Será que deve se levantar ou ficar na cama? Você está arrasado — por que diabos não consegue simplesmente dormir?

O antes e o depois

Se eu chegasse em casa por volta das onze da noite — minha hora de dormir ideal para ter cinco ciclos antes de minha hora constante de acordar, às seis e meia da manhã —, não entraria, escovaria os dentes e iria direto para a cama. Em vez disso, esperaria pela próxima faixa, à meia-noite e meia, e teria uma noite de quatro ciclos. O que mais encaixo em minha rotina pré-sono?

"Quem falha na preparação, prepara-se para falhar" é uma frase que podia ter sido escrita tendo em mente a recuperação pré e pós--sono. O que você faz imediatamente antes de ir para a cama tem um efeito direto na qualidade e na duração do sono, enquanto o que faz depois que acorda tem consequências significativas para o resto do dia (e da noite seguinte).

No programa R90, examinamos esses períodos pré e pós-sono por serem tão importantes quanto o tempo passado dormindo. Na verdade, são mais importantes, porque você pode exercer algum controle direto sobre eles. É aqui que começamos a ver os noventa minutos não apenas como segmentos do tempo que você passa dormindo, mas como partes do dia em que está acordado. O ideal é que você tenha um período de noventa minutos de pré-sono e o mesmo período de pós-sono.

Vendo desse jeito, uma rotina de quatro ciclos não é de apenas seis horas de sono por noite, mas também nove horas dedicadas ao processo de descansar e se recuperar. Não estou dizendo com isso que você precisa bloquear noventa minutos toda manhã e toda noite quando não faz nada além de se preparar para dormir ou para o dia que tem pela frente. Trata-se mais de atenuar o que faz, deixar de lado fatores inúteis que inibirão as horas que está prestes a passar dormindo ou os desafios de seu dia desperto, e introduzir aspectos que se combinem melhor com seus ritmos circadianos e seu cronotipo.

Pré-sono

Sua rotina pré-sono é a preparação para ter certeza de que você se encontra em um estado pronto para dormir. É o trabalho feito para se colocar em condições de começar o primeiro ciclo e passar tranquilamente pelos ciclos subsequentes durante a noite, conseguindo o sono leve, profundo e REM de que você precisa.

Como um ciclista do Team Sky faria com seus ganhos marginais quando um evento se aproxima, quando vamos entrar em um estado de sono, situação em que ficamos vulneráveis por várias horas, precisamos deixar de lado as coisas que serão um obstáculo a isso.

Se você comeu tarde, precisa prever este fator sem ir direto para a cama. O estômago cheio e a digestão de comida interferirão no impulso circadiano de reprimir os intestinos lá pelas 21 ou 22 horas, com efeitos na qualidade do sono. O álcool, apesar da capacidade de nos dar uma sensação agradavelmente sonolenta, afeta a qualidade do sono quando consumido em excesso. Se você teve várias horas de conversas tensas sobre o trabalho, não vai parar de pensar nelas assim que for para a cama. Precisa descarregar os pensamentos. Precisa de uma rotina pré-sono.

Em uma noite comum em casa, quando pretendo dormir por volta das onze horas, começarei a me preparar às nove e meia. Não acontece nada drástico — não salto da cadeira e exclamo: "Vamos preparar o pré-sono!" Mas sei que, se eu ainda estiver com alguma fome, preciso de um lanche leve; necessito consumir meus últimos fluidos para a noite, assim não acordarei com sede. E esvaziarei a bexiga porque não quero ser acordado com o impulso de ir ao banheiro durante a noite.

O pré-sono não trata apenas de abordar as funções corporais aparentemente óbvias antes de dormir. Existe uma multiplicidade de outros fatores que podem garantir que você esteja plenamente preparado para entrar em um estado de sono.

Desligue-se da tecnologia

Dar uma parada em computadores, tablets, smartphones e televisores no período antes de dormir restringirá sua exposição à luz artificial emitida por estes dispositivos. Para os que não conseguem viver sem a tecnologia antes de dormir, um software como f.lux e o modo Night Shift da Apple no sistema operacional de seu celular vão "esquentar" a temperatura de cor dos dispositivos, reduzindo a quantidade de luz azul. Mas isso não resolve os outros problemas com a tecnologia antes de dormir: seu efeito em nosso nível de estresse e capacidade de manter o cérebro alerta.

Se você responde a e-mails e mensagens até depois de ir para a cama, mantém-se aberto a situações potencialmente estressantes. A mensagem que você recebe 15 minutos antes de ir para a cama pode ser do tipo que fará sua mente girar quando tentar dormir. Você pode lutar para conseguir dormir antes de receber uma resposta à mensagem que *você* enviou — uma preocupação ainda mais fora de seu controle.

Se impusermos um toque de recolher aos e-mails e mensagens, poderemos lidar com qualquer situação potencialmente estressante pelo menos noventa minutos antes de ir para a cama. Se você é do tipo que fica estressado enquanto espera por uma resposta a uma mensagem que acabou de enviar, pode fazer um rascunho da mensagem e só enviar pela manhã — o que é meio parecido com colocar o selo em uma carta e deixá-la pronta para o correio. Assim você está assumindo o controle não só da correspondência, mas também de sua disponibilidade. Está dizendo que nem sempre está disponível para responder a e-mails às dez da noite.

É claro que as mensagens pessoais são um pouco diferentes. Se você vive um novo relacionamento, não vai ficar longe do telefone por uma hora e meia antes de ir dormir se houver a possibilidade de receber uma mensagem de texto do seu amor. Quem sabe o que pode estar perdendo? Mas seria um bom começo simplesmente reduzir *qualquer* uso de tecnologia neste período antes do sono — desligando laptops, tablets e dispositivos semelhantes, parando com e-mails de trabalho, dizendo não a um filme de ação de alta intensidade ou videogame na cama em sua TV de tela plana com som de alta definição.

Algumas pessoas já são boas nisso. Vejo um número crescente de assinaturas de e-mail e respostas fora do horário de expediente dizendo "só verifico e-mails três vezes por dia", ou deixando claro que elas não estão conectadas 24 horas por dia, sete dias na semana, no e-mail. Para estas pessoas, é fácil desligar a tecnologia. Mas, para o resto de nós, não basta simplesmente assumir uma abordagem prescritiva e dizer: "Não faça isso." Como você para a coisa se não sabe como parar?

Um grande passo é identificar com que frequência você verifica seu dispositivo durante o dia e por que motivos (mensagens de texto, e-mails, alertas e redes sociais, relacionados ou não com o trabalho). A Apple revelou que o usuário médio do iPhone destrava o celular oito vezes por dia, o que parece muito até que você começa a monitorar com que frequência faz isso. Para a maioria de nós, acontece pelo menos sempre que recebemos uma notificação.

Se quisermos encontrar uma janela durante o dia em que podemos dar um tempo da tecnologia e fazer algo agradável em seu lugar, podemos começar a ter controle sobre ela. Se você deixa para trás o telefone quando vai se exercitar — a natação é uma opção particularmente boa porque mesmo a pessoa mais viciada em tecnologia não quer seu smartphone molhado, mas pode-se conseguir com igual facilidade indo à academia ou saindo para uma caminhada — você cria uma recompensa para o corpo e a mente com os benefícios dos exercícios, e permite que ambos fiquem livres da necessidade de responder constantemente às notificações e mensagens.

Não precisa ser exercício físico. Você pode deixar o telefone de lado em sua ida ao trabalho e ler um livro, ou pode deixar o telefone trancado na gaveta quando sai para almoçar com um amigo ou colega — tudo isso dá a seu cérebro aquela associação entre prazer e uma pausa na tecnologia.

Depois de ficar confortável fazendo isso, você será mais capaz de integrar a prática na rotina pré-sono (o que, em si, é uma recompensa para o corpo e a mente) e garantir que o telefone vá dormir quando você dorme.

Naturalmente existem alguns aplicativos úteis que a tecnologia pode nos oferecer para este período. Existem muitos apps de meditação e de atenção plena que podem ser usados para nos relaxar enquanto nos preparamos para dormir e, se eles funcionam para você, fique com eles (mas o dispositivo em que funcionam deve ficar fora do quarto ou retirado dali depois do uso, se possível).

Do calor ao frio

Quando estávamos em nossa ilha no Capítulo 1, a temperatura caía quando o sol se punha e começávamos a nos preparar para dormir. Nossa temperatura corporal naturalmente baixa à noite como parte dos ritmos circadianos, mas coisas como um aquecedor podem interferir nisso. Podemos superar este problema e aproveitar nosso impulso biológico em casa usando alguns atalhos.

Primeiro, embora possa parecer lógico, certifique-se de que o edredom ou cobertor não seja quente ou frio demais. Pode fazer sentido para você se enroscar em uma cama quentinha; mas, depois que a temperatura do seu corpo passa a trabalhar com isso, você começará a se superaquecer e possivelmente transpirar muito, e tudo isso pode arrancá-lo de seu ciclo de sono. Pendurar uma perna para fora das cobertas, o que exige pensamento consciente, pode funcionar um pouco, mas por fim perturba e predomina o sono interrompido. Sacos de água quente e cobertores elétricos são absolutamente proibidos, a não ser que esteja usando para reduzir a geladeira de um quarto particularmente frio ou se você for especialmente sensível à temperatura.

É importante manter o quarto em si frio (não gelado). No inverno, você pode fazer isso desligando o radiador ou diminuindo o termostato do quarto quando estiver tentando entrar no sono. Pode tomar um banho morno (mas não quente) e rápido de chuveiro, só para elevar a temperatura corporal em um ou dois graus e assim, quando entrar na cama mais fria, estará se aproximando daquela mudança de temperatura do dia para a noite.

No verão, manter as cortinas ou venezianas fechadas o dia todo e ventilar o quarto podem ajudar a mantê-lo um ou dois graus mais frio do que no resto da casa. Dormir com apenas um lençol ou a colcha (retirando-se o edredom) ajudará. Para aqueles que têm ar--condicionado, use-o para resfriar o quarto antes de dormir em uma noite particularmente quente; aqueles que não têm, podem usar um ventilador com uma garrafa de água congelada colocada na frente dele.

Algumas pessoas descobrem que tomar um banho antes de dormir é uma parte útil de seu pré-sono, porque elas se sentem mais confortáveis quando vão limpas para a cama, mas você não precisa de um banho completo; bastará uma chuveirada rápida. Como muitos conselhos neste capítulo, trata-se de descobrir o que funciona para você.

Da luz à escuridão

Nosso relógio biológico reage à mudança da luz à escuridão. Começamos a produzir melatonina para que fiquemos sonolentos, mas muitas coisas com que nos cercamos perto da hora de dormir interferem nisso. Já falamos em nossa tecnologia, mas existem várias outras áreas em que podemos melhorar.

É uma boa ideia reduzir tudo enquanto você entra no pré-sono. Apague as principais luzes da casa e tenha lâmpadas de menor potência com cores quentes — vermelha ou âmbar, que não o afetarão como a luz azul — ou velas na sala de estar e no quarto para criar a luz ambiente. É claro que é fácil desfazer todo esse bom trabalho quando você escova os dentes antes de ir dormir na luz fluorescente e ofuscante do banheiro. Uma solução seria escovar os dentes mais cedo, outra seria trocar a lâmpada do banheiro por algo menos fulgurante. Que tal uma vela? Se você adquiriu o hábito de ficar na frente do espelho ao lado de seu parceiro enquanto os dois escovam os dentes em silêncio sob o brilho implacável da luz do banheiro noite após noite, fazer isso na luz de uma vela pode criar uma pausa bem-vinda deste pesadelo recorrente pré-sono. Não é um jantar à luz de velas do ponto de vista romântico, mas empresta um elemento especial a mais a uma parte muito comum de sua rotina pré-sono e pode ajudar você a dormir com um pouco mais de facilidade.

Você deve ser capaz de colocar o ambiente em que vai dormir no escuro ou impedir a entrada de luz para reproduzir o processo circadiano. A maioria de nós tem alguma luz artificial invadindo nossos quartos, em especial se moramos em uma cidade grande. Assim, cuide para que as cortinas ou venezianas bastem para deixar a luz de fora. Isto significa poucos espaços em volta das cortinas em que a luz pode penetrar. Invista em cortinas com *blackout*, se necessário. Nos Grand Tours no mundo glamoroso do ciclismo profissional, às vezes colo sacos de lixo pretos nas janelas dos quartos de hotel dos ciclistas para impedir a entrada da luz.

Se você gosta de ler quando vai dormir, pense em fazer isso fora do quarto, de modo a passar da luz (no cômodo onde está lendo) para o escuro de seu quarto. Se a leitura na cama é um ritual pré-sono e você prefere se revirar a noite toda em vez de ficar sem ele, pense em apagar o abajur quando terminar de ler, sair do quarto e voltar para o quarto escuro antes de ir dormir. Os simuladores de anoitecer têm um ajuste para ir aos poucos da luz para o escuro, e você pode usar isso também.

Tudo está no lugar certo
Com a ênfase da rotina pré-sono no afastamento do uso de televisores, smartphones e laptops, é possível que você esteja se perguntando: *O que me resta fazer, então?*

Esta é uma boa hora para desatravancar. Não estou falando de esvaziar a casa como parte de uma loucura da moda, mas de tomar algumas medidas positivas no ambiente para que, depois que você for dormir ou estiver se preparando para isso, sua mente possa estar livre de pensamentos ranhetas sobre fazer as malas de manhã, lembrar-se de levar a roupa para a lavanderia a caminho do trabalho, ou a percepção súbita de que você está sem saquinhos de chá. É incrível o que pode pipocar na mente durante a noite.

Realizar algumas tarefas simples e não estimulantes em casa, para se preparar melhor para o dia seguinte, cuidará disto e dará à sua mente o espaço de que ela precisa. Isto pode envolver passar ou ajeitar as roupas, arrumar o ambiente, separar os recicláveis, deixar tudo no lugar para a parte da manhã. Não se preocupe se você não for do tipo que tem obsessão por arrumação — pode igualmente envolver jogar as roupas na cadeira, que é o lugar delas, ou largar a bolsa no chão perto da porta de entrada para não se esquecer da bolsa. Tudo no lugar certo (para você).

Em vez de deixar os pratos para lavar de manhã, esta seria uma boa hora para fazer isso. É uma tarefa simples, não exige muito esforço nem energia, e significa que você vai para a cama com a cozinha limpa. Quer você tenha consciência disso ou não, é uma coisa a menos para ter em mente durante a noite. Se você normalmente liga o lava-louças ou a máquina de lavar à noite por conveniência ou porque a eletricidade é mais barata, pare e pense nisso. Você pode não ouvir quando for para a cama, mas e se você acordar no meio da noite? Você ouve o eletrodoméstico quando o mundo está muito mais silencioso e novos ruídos ficam audíveis? Ligue-os em um horário diferente, se não estiverem longe e tiverem algum impacto.

Usar este período para dispor corretamente de seus poucos itens básicos para o dia seguinte vai desatravancar a mente para a noite. E quando cuida dos pequenos pensamentos cotidianos, você fica com tempo para tratar dos problemas maiores.

Descarregue seu dia

Uma das pressões mais fortes para tirar você do ciclo de sono é o pensamento: ruminar sobre o dia que acabou de viver, preocupar-se com o que tem pela frente. Segundo a Associação Americana de Psiquiatria, cerca de 43% dos adultos americanos contam que o estresse os levou a ficar acordados à noite pelo menos uma vez durante o mês anterior.[1] Reduzir a tecnologia inútil nos preparativos para a hora de dormir ajuda a evitar que algumas novas ansiedades entrem na equação, mas não elimina os problemas existentes.

Há milhões de pequenos momentos que se acumulam e compõem cada um de nossos dias — uma conversa com um colega, o transporte de ida e volta do trabalho, almoço com um amigo, usar um novo software no trabalho, devanear enquanto olha pela janela —, e o cérebro deve digeri-los. Na verdade, os cientistas acreditam que um dos principais motivos para dormirmos é processar nossas experiências em memórias e consolidar habilidades aprendidas.[2]

Podemos preparar a mente para isso descarregando nosso dia. Pegamos todas as nossas experiências ao longo do dia e as arquivamos, prontas para a mente digeri-las enquanto dormimos. As tarefas simples descritas há pouco ajudam-nos a fazer isto e existem outros métodos que podem ter o mesmo resultado quando incorporados na rotina pré-sono. Algumas pessoas acham úteis exercícios de meditação e respiração, e, se é algo que o ajuda a descarregar o dia, então devem fazer parte de sua rotina. Acho útil pegar uma folha de papel e um lápis e simplesmente escrever uma lista "o que está na minha cabeça", abordando quaisquer pensamentos que tenho e qualquer coisa que tenha me preocupado durante aquele dia. Não é minha lista de afazeres, seguramente salva em minha agenda na nuvem, mas algo mais pessoal. Se um problema específico do trabalho esteve em minha mente, posso escrever um bilhete para telefonar ao cliente pela manhã; se um aniversário de um ente querido ou algo como o Dia das Mães estiver no horizonte, posso desenhar um buquê de flores como lembrete. Só estou escrevendo no papel, às vezes rabiscando, em um processo muito relaxado e informal que pode ser feito em qualquer momento livre antes de ir dormir. Depois deixarei esta folha de papel perto da chave de minha casa — ou de algo com que preciso sair — para a manhã seguinte, assim não vou esquecer.

Colocar tudo no papel significa que, por ora, vou para a cama sentindo que abordei conscientemente a questão e posso confiar nas operações que acontecem no cérebro adormecido para cuidar disso durante a noite.

Segurança
Entrar em um estado de sono é a posição mais vulnerável em que nos colocamos o dia todo, assim precisamos nos sentir com a maior segurança possível. Trancar todas as portas de janelas, ou verificar se estão todas trancadas, ajudará a instilar esta sensação de segurança. E, como a descarga de nosso dia, eliminará os pensamentos inúteis — por exemplo, *Será que deixei a janela do banheiro aberta?* — que nos impedirão de entrar em um estado de sono.

Exercício para dormir
Exercícios de esforço devem ser evitados no período que antecede o sono (com exceção de sexo, é claro, sobre o qual falaremos mais adiante). Aceleram nossos batimentos cardíacos, aumentam a temperatura corporal, liberam adrenalina, e as luzes ofuscantes e a música barulhenta em muitas academias estão bem distantes do que seria eu

e você sentados perto da fogueira. Mas um pouquinho de exercício leve — uma caminhada pelo quarteirão antes de dormir, um pouco de ioga e saudação ao sol, pedalar na ergométrica moderadamente ou alongamento — pode ajudar. Esse tipo de exercício pode ter o benefício adicional de elevar a temperatura corporal, e você faz a transição de mais quente para mais frio quando se deita.

Respirar pelo nariz
A respiração deve ter uma classificação ainda mais alta do que o sono como algo que a maioria de nós subestima. Entretanto, respirar corretamente enquanto dormimos é fundamental se quisermos fazer a transição tranquila pelos ciclos de sono. Distúrbios comuns, como o ronco e a apneia do sono — em que a pessoa para de respirar repetidas vezes durante a noite e a luz de alerta de oxigênio em seu cérebro a acorda a cada vez (o paciente nem se lembra disto de manhã; em geral, é o parceiro quem percebe primeiro) —, podem perturbar significativamente nosso sono, bem como o de quem divide a cama conosco, e essas duas questões têm origem na respiração.

Em seu excelente livro *The Oxygen Advantage*, uma espécie de bíblia sobre respirar pelo nariz, Patrick McKeown escreve: "Tem se provado que respirar pela boca aumenta significativamente a ocorrência de ronco e apneia obstrutiva do sono (...) Como qualquer criança sabe, o nariz é feito para respirar, a boca para comer."

Respirar pelo nariz parece bem simples e são muitos os benefícios para a saúde com a adoção deste método, mas o que importa para nós é como respiramos à noite. Se você acorda com a boca seca e quase sempre leva água para a cama, isto sugere que você respira pela boca quando dorme. Uma boca mais úmida ao despertar sugere que você respira pelo nariz. Assim, como podemos influenciar algo que acontece automaticamente quando estamos dormindo?

Se um dia você viu ciclistas ou corredores com o que parece um curativo no nariz, então viu a resposta. Como parte de nossa rotina pré-sono, podemos usar um dilatador nasal; a tira dilata as vias nasais e nos estimula a continuar respirando pelo nariz. Produtos mais avançados, como um dilatador nasal magnético, entram no nariz, abrem as vias áreas pelo caminho e são usados por um número crescente de atletas de elite. Use aquele que preferir. É aconselhável colocar o produto e respirar por ele por algum tempo antes de ir dormir, para se acostumar, e você pode praticar com ele a qualquer momento — no trajeto para o trabalho, em sua mesa, na academia — para que a respiração pelo nariz passe a ser natural para você.

Patrick McKeown vai um passo além: ele usa um dilatador nasal e tapa a boca com um esparadrapo leve e hipoalergênico para garantir a respiração apenas pelo nariz à noite. A qualidade do sono de Patrick melhorou imensuravelmente quando ele adotou este método e é um dos que recomenda aos clientes — depois de serem tranquilizados de que não vão sufocar durante o sono, é claro. (É perfeitamente seguro.) Um gel para selar os lábios criado por Rob Davies da RespiraCorp, que fecha levemente a boca para promover a respiração pelo nariz à noite, promete revolucionar esta prática.

Pós-sono

Se seu pré-sono é tudo que você faz para se preparar para ter o sono de melhor qualidade, então o pós-sono é a rotina para garantir que todo esse trabalho e as horas subsequentes passadas dormindo não tenham sido um desperdício. Uma boa rotina pós-sono o ajudará a passar de um estado de sono para um estado plenamente desperto, de forma que você consiga gerir o dia positivamente, e até o preparará da melhor maneira possível para quando você for para a cama à noite.

Repito: noventa minutos podem parecer muito tempo para reservar pela manhã, mas isto pode incluir seu trajeto ao trabalho. O pós-sono, é claro, começa com a âncora da técnica R90, a hora constante de acordar — mas as armadilhas da vida moderna imediatamente formam um obstáculo para nossas necessidades biológicas.

O retorno da tecnologia

Se um atleta profissional acorda, olha o telefone imediatamente, vê um tuíte de que não gosta e passa a responder com raiva quando não está consciente o suficiente para fazer isso de forma racional, ele pode estar abrindo uma caixa de Pandora que tomará o resto de seu dia. Pode até estar acordando para uma história indesejada nos jornais na manhã seguinte.

Não vejo notificações e alertas em meu telefone no instante em que acordo porque sei que não me encontro no estado certo para lidar com qualquer coisa adequadamente. Você não ia querer responder a uma mensagem quando está bêbado, não é? Não estamos em nosso juízo perfeito quando acordamos e nossos níveis de cortisol — um hormônio que produzimos em resposta ao estresse — estão em seu ponto mais alto logo depois do despertar. Não precisamos deixá-los ainda mais altos ou mantê-los elevados durante o dia, tirando os ritmos de sincronia. A primeira parte do dia desperto não precisa ser potencialmente estressante.

Assim, é melhor deixar o telefone longe do quarto à noite. Tenha um despertador padrão ou, melhor ainda, um simulador de amanhecer para acordá-lo, para que a primeira coisa que você faça de manhã seja acompanhar os ritmos circadianos. Depois você deve abrir a cortina ou veneziana e se deixar inundar pela luz do dia. Isto eleva seu estado de alerta, ajuda a ajustar seu relógio corporal e permite que você faça a mudança hormonal final da melatonina para a serotonina. Em poucos minutos, coloca você em condições melhores do que estava antes de lidar com o que o espera no telefone.

O ideal é que você deixe seu telefone e outros dispositivos em paz até que a manhã esteja mais avançada, depois de estar alimentado e hidratado, mas no mínimo você deve se certificar de que ele não seja a primeira coisa que faz quando acorda. Como acontece com a tecnologia à noite, podemos nos treinar para dar um tempo dela pela manhã. Você pode ajustar o despertador do telefone para tocar 15 minutos depois de se levantar, assim não tocará nele até lá. Depois pode aumentar isso para vinte minutos, e assim por diante. Noventa minutos sem tecnologia no começo do dia é pedir muito de algumas pessoas, mas um período de 15 minutos é melhor do que nada — você fica muito mais perto de se colocar em um estado plenamente desperto.

Café da manhã dos campeões

"O café da manhã é a refeição mais importante do dia" é um clichê famoso e alguns cronotipos V, que pulam o café da manhã, podem revirar os olhos. Vou colocar de outra forma: não existe um só atleta com quem eu tenha trabalhado que não tome o café da manhã, independentemente de seu cronotipo. Eles simplesmente não conseguiriam fazer o que fazem sem o desjejum.

Ter um café da manhã nos dá o combustível de que precisamos para começar o dia. Se você teve sua refeição noturna às oito da noite anterior e acordou às sete da manhã, não come nada há onze horas. Se você é do tipo que não sente fome logo depois de acordar, procure ter alguma coisa para comer naqueles primeiros noventa minutos depois de despertar, mesmo que seja algo pequeno, como algumas dentadas em uma torrada, alguns goles de uma vitamina ou uma mordida em uma fruta. Faça isso todo dia e você logo se verá comendo toda a torrada ou fruta e tomando o que resta da vitamina.

Comer o desjejum dá combustível para o dia e garante que tenhamos fome novamente na hora do almoço, e mais tarde, na hora do jantar. Em outras palavras, sentimos fome nas horas certas, em vez de querer lanchinhos, o que não faz bem para nós e nos deixa cansados e lentos.

O desjejum não precisa ser um ritual que consuma tempo: torrada, cereais matinais e frutas são de rápida preparação e digestão. Beba algum líquido e se hidrate também. Se você tem tempo e recursos, tome seu desjejum do lado de fora quando o clima permitir ou coma em uma sala bem iluminada para que o sol também possa fazer sua parte em seu despertar. Se estiver escuro e no meio do inverno, tome o café da manhã à luz de uma lâmpada luz do dia em lugar da luz artificial da cozinha. É muito fácil de manhã comer algo às pressas com a cortina fechada e sair correndo para o trabalho.

Alguns de nós adoram apenas uma xícara de chá ou café para começar o dia. Quando a cafeína é usada com moderação, esta é uma parte perfeitamente aceitável de uma rotina pós-sono. Usamos a cafeína nos esportes porque é um incrível potencializador de desempenho, mas a usamos com cuidado. O consumo demasiado de cafeína quando você acorda representa uma pressão imediata àquele limite máximo de 400 miligramas por dia. A luz do dia, a hidratação e o alimento ajudarão seu corpo a despertar no devido tempo, se você deixar, e não o farão dormir durante o dia. Lembre-se: a qualidade do sono gira em torno do que você faz a partir do momento em que acorda.

Exercícios
Os exercícios são um aspecto excelente para incorporar em uma rotina pós-sono. Existem aqueles que valorizam uma corrida no início da manhã, natação, ou uma sessão na academia antes do trabalho, mas não precisa ser tão extenuante. Uma caminhada, uma ioga suave, ou algum Pilates para soltar seu corpo, ou ir a pé ou de bicicleta ao trabalho, se tiver a sorte de poder fazer isso, todas são boas formas de passar parte de sua rotina pós-sono. Se o exercício é feito ao ar livre, melhor ainda. Você se beneficiará da luz do sol o despertando, elevando seu nível de serotonina e ajustando seu relógio biológico, o tipo de atividade pós-sono que o ajudará a dormir à noite, assim como beneficiará o dia acordado. Para um número cada vez maior de pessoas que trabalham em casa que vemos na sociedade, com a mudança nos hábitos de trabalho (3,7 milhões de funcionários nos Estados Unidos agora trabalham em casa pelo menos em metade do tempo, um aumento de 103% em relação a 2005),[3] é bom incorporar em sua rotina antes de começar a trabalhar uma caminhada, tomar ar fresco e luz do sol.

Desafio mental suave
Engrenar o cérebro de manhã pode ser um processo gradual, e assim podem ser úteis alguns atos simples de estímulo mental, como ouvir rádio, passar uma camisa a ferro ou fazer uma tarefa ou outra pela casa. Ler um livro, ver as notícias ou ouvir um podcast a caminho do trabalho são todas boas maneiras de começar a se envolver com o mundo.

Cronotipo
Compreensivelmente, os cronotipos têm um grande papel a representar em nossas manhãs. As rotinas pós-sono são mais importantes para os V do que para os M, cujos últimos ciclos de sono antes de

acordar serão mais leves e eles estarão em seu auge pela manhã. Embora isso possa parecer irracional, quando pode significar mais tempo na cama para eles, quanto mais próximo dos noventa minutos um V consiga dedicar ao pós-sono, melhor. Esteja ciente de colegas com cronotipos opostos que podem acabar com você pela manhã e você com eles mais tarde, ou vice-versa. Coloque uma lâmpada luz do dia em sua mesa para compensar.

Passar o dia na cama
Se você gosta de dormir nos dias de folga, provavelmente a hora constante de acordar no programa R90 será a primeira coisa que você vai sacrificar quando estiver no estado de espírito para um dia na cama com a Netflix depois de uma semana particularmente dura no trabalho (ou de ter saído à noite). Mas não há necessidade — você ainda pode incorporar essas coisas à sua vida enquanto mantém alguma harmonia com seu relógio biológico.

Você ainda deve ativar o despertador e se levantar na hora constante de acordar e depois atacar aqueles aspectos da rotina pós-sono que conseguir. Provavelmente pulará os exercícios, mas ainda pode ir ao banheiro ao acordar, expor-se à luz do dia e tomar seu café da manhã. Depois pode voltar para a cama. Assim você fará o que puder para ficar sintonizado com os ritmos circadianos, e ao mesmo tempo faz o que quer — você não está fazendo grandes sacrifícios, nem se privando do prazer para se ater ao programa R90. Até esportistas profissionais têm dias assim (em geral *depois* de um evento, é claro), e às vezes não há nada melhor para nós que uma maratona de filmes embaixo das cobertas — desde que isto esteja sob nossa gestão e não permitamos que perturbe demais a rotina natural. É importante associar ao máximo com nosso quarto apenas as atividades de recuperação.

Eficiência do sono

Não podemos controlar o que fazemos enquanto dormimos, mas podemos controlar tudo o que leva a isso e depois. Incorporar rotinas pré e pós-sono à vida pode parecer difícil no começo, em particular quando nosso tempo já parece apertado; mas, por meio de algumas mudanças sutis nos horários, todos podemos encontrar formas de conseguir.

Os benefícios podem ser resumidos em uma palavra: eficiência. A rotina pré-sono nos prepara para entrar nos ciclos de sono, assim podemos ter a qualidade máxima de recuperação durante o tempo na cama — mesmo que este tempo seja truncado devido ao nosso estilo de vida. Nos dá a flexibilidade e a liberdade para ir dormir mais tarde quando necessário, a confiança de que podemos descarregar nosso dia e fazer o máximo para enxotar quaisquer pensamentos inúteis e persistentes, de forma que não desperdicemos nosso valioso tempo não dormindo.

A rotina pós-sono nos permite ser mais eficientes no dia desperto. Quando reservamos tempo para executá-la, podemos chegar mais preparados e alertas ao trabalho ou em compromissos sociais, assim conseguimos o máximo destas atividades e deixamos o quanto pudermos para trás. Podemos chegar aos nossos compromissos das nove da manhã sentindo-nos afiados e não esbaforidos e superestimulados por cafeína.

Ao adotar uma rotina pós-sono, podemos começar a nos sentir fortalecidos para tomar decisões que preservarão esse tempo. Se sua hora constante de acordar é às sete e meia e alguém sugere uma reunião às oito e meia, você pode educadamente propor que seja às nove horas, assim você pode ter seus noventa minutos para se preparar. Se não cederem, então sessenta minutos são aceitáveis como uma rotina pós-sono, mas menos que isso — como uma reunião às oito da manhã — é muito pouco tempo e é contraproducente, e neste caso você deve voltar todo um ciclo e acordar às seis. Estas decisões podem então começar a se integrar a outros aspectos de sua vida.

Se você precisa pegar um avião e dirigir ao aeroporto de manhã cedo, tem uma decisão a tomar. Ou pula da cama, veste-se e dirige até lá, ou pode tomar a decisão isolada de levar sua hora de acordar um ciclo para trás (de 7:30 para 6:00). Se escolher esta última opção, é mais provável se ater ao limite de velocidade porque você não se sente apressado e está mais alerta, apesar de ter acordado mais cedo.

Você está alimentado e hidratado, usou o banheiro, exercitou-se e se expôs à luz do dia (seja naturalmente ou usando uma lâmpada luz do dia) —, todas as coisas que seu corpo quer fazer em vez de saltar direto para um carro e dirigir. Depois de chegar ao aeroporto, você pode levar uma conversa com mais competência. Se não gosta de algo que vê quando está no aeroporto — uma bagagem abandonada, por exemplo —, você pode tomar uma decisão melhor sobre o que fazer a respeito disso.

Nos esportes, estas decisões produzem avanços microscópicos em tempo real — alguns milésimos de segundo em uma corrida — que podem fazer toda a diferença. Para um velocista V que compete de manhã cedo, quando não está em seu auge, uma boa rotina pós-sono pode ser a diferença entre conseguir a medalha de bronze e chegar em quarto lugar, excluído do pódio. Pode significar um atleta ter o estado de alerta para saber que não deve pressionar mais no treino, enquanto o adversário sem uma rotina eficaz pós-sono arruma uma lesão na panturrilha e sua corrida acaba antes de ele ter batido a linha de chegada.

ROTINAS PRÉ E PÓS-SONO: SETE PASSOS PARA UM SONO MAIS INTELIGENTE

1. As rotinas pré e pós-sono afetam diretamente a qualidade de seu sono e do dia desperto. Valorize-as como as atividades importantes que são e você ficará mais eficiente durante o dia e a noite.

2. Faça intervalos da tecnologia durante o dia como recompensa e treinamento para o corpo e a mente.

3. O pós-sono é de importância fundamental para os do cronotipo V, se quiserem acompanhar os M. Não pule isto em favor de usar o botão de soneca.

4. Não mande mensagens embriagado! Aumente seu estado de alerta antes de pegar o telefone.

5. Passar seu corpo do calor para o mais frio ajuda a estimular a queda natural da temperatura corporal associada ao sono. Um banho de chuveiro morno e rápido e um ambiente mais frio para dormir terão este resultado.

6. Destravanque seu ambiente e a mente, e descarregue seu dia antes de ir para a cama, assim você não fica acordado pensando, quando podia estar dormindo.

7. O pré-sono é um desligamento — respirar pelo nariz, relaxar, ir da luz para a escuridão —, enquanto o pós-sono é começar sem pressa. Esses períodos pertencem a você e a mais ninguém.

CINCO

Pedido de tempo!

Redefinindo os cochilos: harmonia entre atividade e recuperação

Bem-vindo à sua reunião pós-almoço da tarde de sexta-feira. O sol entra oblíquo na sala aquecida pelas venezianas entreabertas, iluminando a poeira que paira no ar. Seu almoço — pizza — ainda pesa no estômago e você tenta ouvir o apresentador, que descreve os slides enquanto o projetor zumbe suavemente ao fundo. Suas pálpebras começam a ficar tão pesadas quanto...
Epa! Você acorda num estalo. Quanto tempo ficou apagado? Você examina a mesa em busca de olhares de reprovação, o sorriso reprimido de um colega, mas todos os olhos estão no apresentador. Que alívio. Deve ter sido questão de segundos. Você se safou desta vez, mas é um sinal de que agora precisa mesmo se concentrar na reunião. Você se volta para o apresentador, pega a caneta na mesa e faz o máximo para se concentrar no que é dito, dando tudo de si.
E aí acontece de novo.

O marasmo da tarde

Para alguns, é o horário morto corporativo, para outros o marasmo pós-almoço. Chame como quiser, este período do meio do dia, quando bate o cansaço, a que os espanhóis tradicionalmente se entregam em suas *siestas* enquanto a maior parte do mundo avança com reuniões contraproducentes e fortes doses de cafeína, é um fenômeno muito conhecido nos lares e locais de trabalho por todo o planeta. Também é a chave para redefinir o sono que você conhece. Até agora, no programa R90, voltamo-nos para sua abordagem a como dormir à noite; mas, se você realmente quiser aprender a fazer como os atletas de elite com quem trabalho, também deve aprender a destravar as horas do dia. É aqui que aprenderemos a pensar não em termos de sono, mas do processo de *recuperação* mental e física.

A recuperação é um compromisso de 24 horas por dia, sete dias na semana, e, usando as horas do dia além de sua abordagem noturna, você poderá dar à mente e ao corpo a oportunidade de um reinício contínuo enquanto lida com as exigências da vida moderna.

Começamos pelo segundo período de recuperação natural no meio do dia porque é a maior e mais eficaz oportunidade natural de resgatar um ciclo que perdemos à noite, de nos preparar para uma possível noitada pela frente e usar em harmonia com nossos ciclos noturnos como parte da rotina de sono-vigília semanal. Utilizando este tempo para um cochilo da tarde, podemos começar a maximizar todas as horas do dia a fim de termos um melhor desempenho.

Não despreze a questão, se você não é de tirar cochilos. O cochilo com que você provavelmente está familiarizado faz parte da antiga abordagem ao sono. No esporte, não chamamos de cochilo — chamamos de períodos de recuperação controlada (CRP, ou *controlled recovery periods*). Não cochilamos indiscriminadamente. Temos o controle dessas oportunidades durante o dia e extraímos delas os benefícios máximos. Como fazem os CEOs de grandes corporações e algumas das figuras de maior sucesso nas artes e no entretenimento. Como você pode fazer, mesmo que pense que não consegue dormir durante o dia, porque *qualquer um* pode aprender a usar o período de recuperação controlada e é algo que *todos* devem aprender a fazer.

Quando o impulso entra em choque com a necessidade

A história é tomada de famosos exemplos de quem cochila à tarde, como Winston Churchill, Napoleão Bonaparte e Bill Clinton, e o período da sesta ainda é cumprido em países por todo o mundo, não só na Espanha, mas em outros lugares do Mediterrâneo e em países tropicais e subtropicais. Se olharmos as comunidades de caçadores-coletores que ainda existem hoje — o mais perto que podemos chegar de um exame direto de como teríamos vivido milhares de anos atrás, e certamente mais fácil do que nos mudarmos para uma ilha desabitada e descobrir por nós mesmos —, podemos ver que o sono polifásico costuma ser a norma. Carol Worthman, professora de antropologia da Universidade Emory, nos Estados Unidos, estudou povos não ocidentalizados em lugares como Botswana, Zaire, Paraguai e Indonésia, e contou: "O sono é um estado muito fluido. Eles dormem quando têm vontade — durante o dia, no início da noite, de madrugada."[1]

Os padrões dos reguladores internos de sono em nosso corpo mostram que o sono de uma forma polifásica é perfeitamente natural. No Capítulo 1, falamos de como nosso sono é regulado pelos ritmos circadianos (nossa *necessidade* de dormir). A principal janela para o sono ocorre à noite, quando o impulso circadiano aumenta (chega a um pico por volta das 2 a 3 da madrugada) e coincide com a necessidade elevada de dormir.

Mas, no meio da tarde — entre 13 e 15 horas, para a maioria das pessoas, ou um pouco mais tarde para os cronotipos V — acontece algo interessante. A pressão do sono aumenta de forma estável, como esperado, mas o ritmo circadiano dispara de seu ponto baixo matinal, produzindo um impulso maior para dormir que coincide com uma alta necessidade com o decorrer do dia. O resultado é outra janela para o sono.

Esta janela é uma oportunidade perfeita para encaixar um ciclo completo de noventa minutos ou um período de recuperação controlada de trinta minutos em perfeita harmonia com o impulso e as necessidades corporais. Quando abordo o horário de um atleta, este período do meio do dia é usado para compensar menos ciclos à noite, seja o da noite anterior ou em expectativa pela noite seguinte. Quando totalizar os ciclos para a semana, um ciclo aqui — de trinta ou noventa minutos — conta para o total da semana.

Impulso para dormir em um período de 48 horas

- Janela noturna
- Necessidade de sono
- Impulso para dormir
- Janela do início da noite
- Janela do meio do dia
- Sono

O poder do cochilo

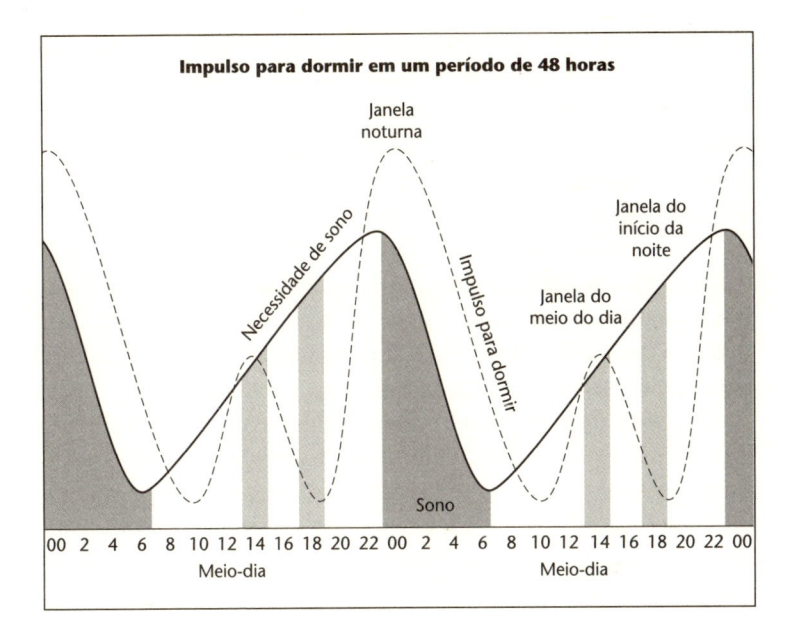

O poder do cochilo não pode ser ignorado. Um estudo realizado na Universidade de Düsseldorf mostrou que mesmo cochilos muito curtos melhoram o processamento da memória,[2] enquanto um estudo da NASA examinando pilotos em voos longos informou: "Os cochilos podem sustentar ou melhorar o desempenho subsequente, o estado de alerta psicológico e subjetivo e o ânimo."[3] Um dos autores deste relatório, Mark Rosekind, diretor da National Highway Traffic Safety Administration, disse que "um cochilo de vinte e seis minutos melhora o desempenho dos pilotos em 34% e o estado de alerta em 54%".[4]

Os cochilos são de importância fundamental a pilotos que voam por longos percursos — eles os encaixam enquanto o copiloto assume, colhendo mais tarde os benefícios do estado de alerta melhorado. Todos queremos que o piloto esteja em sua melhor forma quando chega a hora do pouso. Eles são um potencializador pessoal significativo também para os atletas e podem gerar os mesmos benefícios para qualquer pessoa. Em vista das exigências da vida, o sono noturno costuma ser o primeiro a sofrer e precisamos encontrar meios de administrar isso. Mas também precisamos encontrar meios de encaixar os CRP em nossos horários, porque dormir durante o dia ainda não é visto com bons olhos por muitos empregadores.

Um atleta de elite mais provavelmente desfrutará do luxo de tirar proveito de um ciclo completo de noventa minutos neste período porque a recuperação física é uma parte muito real e aceita de seu trabalho. Ele (normalmente) não tem um supervisor perguntando-se por onde ele esteve ao sumir por noventa minutos.

Um ciclo de noventa minutos tem um possível inconveniente logo em seguida na forma de inércia do sono, isto é, sentir-se grogue e desorientado ao acordar. É importante ter isto em mente quando programar esses períodos de recuperação controlada. Um atleta olímpico que vai competir no início da noite terá tempo para superar qualquer possível inércia do sono e desfrutar dos benefícios deste período de sono; se vai competir mais cedo, procuraríamos então um período de descanso de trinta minutos ou cochilo nenhum.

A opção de trinta minutos pode ser a mais prática para o resto de nós. Embora estudos tenham mostrado que os cochilos de trinta minutos podem produzir inércia do sono por ser possível chegar ao sono profundo neste tempo. Segundo minha experiência, isto tem poucas consequências e não será um problema, se você fizer como os atletas com quem trabalho.[5] Tome uma dose de cafeína de antemão — um expresso é uma boa solução rápida — para que faça efeito mais para o final da sua recuperação. A cafeína leva cerca de trinta minutos para afetar o corpo e é um potencializador de desempenho útil em doses controladas. Procure não consumir a cafeína tranquilamente num café com leite, pois você pode descobrir que a cafeína já está fazendo efeito enquanto você começa seu CRP, e esteja ciente da quantidade de cafeína que já consumiu. Se você estiver pairando em torno de 400 miligramas diárias máximas, fique sem essa dose de cafeína. Uma lâmpada luz do dia na mesa ou ir para a luz natural também o fará passar muito rapidamente pela inércia do sono, de forma que você desfrutará de todos os benefícios de um período de recuperação controlada, como aqueles que tiraram cochilos de vinte minutos no estudo da NASA.

Como tirar um período de recuperação controlada

Chamar o cochilo no meio da tarde de "cochilo da energia" permitiu que a prática se livrasse de parte da má fama no mundo corporativo. A eficácia destes sonos curtos e restauradores foi reconhecida por muitas empresas, que proporcionam instalações para os funcionários tirarem um cochilo da energia à tarde. Estas instalações podem ir do relativamente básico à era espacial, com cantos de baleia em sistemas de som e aromaterapia. A verdade é que você não precisa de nada disso.

Quando eu trabalhava com o Manchester United no final dos anos 1990, o clube introduziu pela primeira vez sessões duplas de treinamento na pré-temporada. Sugeri providenciar instalações em que os jogadores pudessem relaxar e tirar um cochilo entre as sessões, a fim de melhorar a recuperação da primeira sessão de treinamento e prepará-los melhor para a segunda. Alex Ferguson e o chefe de fisioterapia, Rob Swire, apoiaram a ideia, e assim introduzimos o que provavelmente foi a primeira sala de recuperação em centro de treinamento no mundo. Encontramos um espaço adequado que podia acomodar mais de 12 jogadores ao mesmo tempo, colocamos algumas poltronas reclináveis e treinamos os jogadores no uso do espaço. Era tudo muito básico — nada de música de baleia nem aromaterapia —, mas cumpriu seu papel. Foi um passo fundamental para onde estamos hoje com a recuperação do sono, e os jogadores de um dos times de maior sucesso na história do clube — e em toda a história do futebol profissional, aliás — tiraram pleno proveito disso, com a mente aberta a algo tão radical como dormir durante o dia.

A verdade é que podemos tirar um cochilo em qualquer lugar. A maioria de nós já cochilou durante uma reunião ou em um metrô lotado, e, se podemos fazer nesses lugares, certamente podemos tentar em um ambiente mais controlado. Mesmo que você não trabalhe para o tipo de empregador que fez dos cochilos uma parte do programa de bem-estar dos funcionários, pode encontrar um espaço em algum lugar para isso: uma sala não utilizada ou sala de reuniões, um canto sossegado da copa, o sofá da sala dos funcionários, ou até um banco de parque, quando o clima permitir. Não é como ir dormir à noite, e, assim, se você não encontrar um lugar onde se deitar confortavelmente, tire o cochilo sentado. Até sei de pessoas que se trancam em um reservado de banheiro para um cochilo da tarde, e os pilotos fazem isso no banco de seu cockpit enquanto voam a 800 quilômetros por hora a uma altitude de mais de 10 mil metros.

Você também não precisa se preocupar com as pessoas à sua volta. Depois que ficar bom nisso, elas nem mesmo terão consciência do que você faz. Mas, antes de irmos em frente, começaremos encontrando um local em que você possa se colocar confortável em algum momento durante este período da tarde. Se você trabalha em casa, não use o quarto para isso; use o sofá ou uma poltrona, e deixe a cama para dormir à noite ou para um ciclo da tarde de noventa minutos completo. Ajuste o telefone para "não perturbe", se possível, assim você não será interrompido pelo som de uma notificação ou mensagem, e regule o alarme para o ideal de trinta minutos. Se tiver menos tempo, ajuste para o tempo que você tiver — os cochilos mais curtos também são benéficos.

Depois, feche os olhos e se deixe levar. É mais fácil falar do que fazer, você deve estar pensando. Algumas pessoas conseguirão dormir prontamente. Elas podem acordar dez ou vinte minutos depois, ou podem ser despertadas pelo alarme. Outras, aquelas que alegam, resolutas, que simplesmente "não conseguem cochilar", não conseguirão cair no sono. Mas esta é uma das coisas reveladoras neste processo para estas pessoas: *isso não importa*.

Na realidade, não importa se você não entra realmente em um estado de sono. O que importa é que você use este período para fechar os olhos e se desligar do mundo por um tempo. Adormecer é ótimo, mas também é ótimo chegar àquele ponto na beira do sono, quando você não está inteiramente acordado, mas também não está dormindo, e este também é o sentido de devanear quando você não está pensando em absolutamente nada, quando sua mente não passa de um branco total.

Existem ferramentas que podem ajudar: prática de meditação, apps de plena atenção e toda sorte de outras coisas que você pode usar para se distanciar de tudo. Com isto, conseguimos nos afastar dos estresses e tensões de nosso dia, o que nos permite ter uma dianteira em parte da descarga que faremos mais tarde na rotina pré-sono. Com o foco da mente consciente difuso e as energias espalhadas, conseguimos absorver e arquivar os acontecimentos de nosso dia até então.

O cérebro é uma ferramenta poderosa que pode ser treinada para fazer todo tipo de coisas extraordinárias. Colocando-se regularmente em condições de tirar proveito deste marasmo do meio da tarde, até aqueles que sustentam que "não conseguem cochilar" se verão melhorando nisso. Se usado em conjunção com uma rotina de ciclo mais curto à noite, quando este período de cansaço será ainda mais pronunciado, eles podem se ver adormecendo, mesmo que apenas por alguns minutos, o que basta para o cérebro começar a processar a memória. Depois de um cochilo, reserve cinco minutos para tomar consciência do ambiente, hidratar-se e, se possível, expor-se a alguma luz do dia. Seu ânimo e estado de alerta maiores, bem como a queda na necessidade de dormir, beneficiarão você pelo restante da tarde — e até no início da noite.

O período de recuperação de início da noite

Para os que são incapazes de tirar proveito do período de recuperação no meio do dia, outra oportunidade se apresenta mais tarde. Se você já foi de casa para o trabalho e se apanhou cochilando, ou se chegou em casa no início da noite e dormiu na frente da televisão por um tempinho, então já está familiarizado com esta faixa de tempo.

Dormir duas vezes na noite não é uma questão sem precedentes. O historiador Roger Ekirch apresentou provas, no livro *At Day's Close: A History of Nighttime*, de que antigamente dormíamos em dois blocos distintos, o primeiro depois do anoitecer e o segundo até o amanhecer, após algumas horas acordados no meio da noite. Porém, isto foi antes de a luz artificial abrir o potencial de nossas noites e a

Revolução Industrial fazer do sono segmentado um desperdício de tempo em uma sociedade movida pela produtividade.

Nem por um segundo estou sugerindo que voltemos a isto. A noite é muito mais viva para nós hoje e ninguém quer perder uma boa noite fora, se puder ter. O que sugiro é tirar proveito de um horário no início da noite, em algum momento entre as 17 e as 19 horas (ou um pouco mais tarde, para alguns cronotipos V), quando nossa *necessidade* de sono é alta, em particular se dormimos menos que o normal na noite anterior, mesmo que nosso impulso esteja menor. Esta janela pode ser usada para um período de recuperação controlada de trinta minutos para quem perdeu a janela do meio do dia; porém, um ciclo de noventa minutos provavelmente interferirá em seu sono noturno mais tarde.

Esta janela é mais prática para muitas pessoas, em especial aquelas que trabalham em horário comercial. Embora elas possam lutar para se adaptar a um cochilo no meio do dia devido a compromissos do trabalho, ou simplesmente não trabalhem em um ambiente que permita um intervalo adequado, esta janela do início da noite pode ser conveniente: elas podem ir do trabalho para casa (em geral exaustas), ter seu CRP, depois dormir mais durante a noite.

O período do início da noite é impregnado do clichê de um velho com seu cachimbo e chinelos cochilando com o jornal no colo. Mas os tempos mudaram e esta janela de recuperação é uma oportunidade de redefinir esta imagem velha e desgastada. Há um mito em torno do sono que diz que nossa necessidade de dormir diminui à medida que envelhecemos. Na verdade, embora nossa capacidade de dormir com eficiência decline com a idade, a quantidade de sono necessária não diminui.

O CEO mais maduro de uma empresa, que quer continuar ativo pelo maior tempo possível, deve tomar nota disto. Nós, naturalmente, ficamos mais polifásicos no sono à medida que envelhecemos, e assim, em vez de marcar reuniões e usar estimulantes para passar por estes períodos, use-os para se recarregar. Se você se sente sonolento nesta faixa de tempo, assuma o controle dela. Encontre um lugar tranquilo, ajuste o despertador de seu dispositivo para trinta minutos e feche os olhos. As melhoras no desempenho serão muito maiores que aquelas de qualquer xícara de café, e você estará agregando a seus ciclos menores e cada vez mais fragmentados à noite. Se tende a cochilar neste período no sofá em casa, assuma o controle disto também: retire-se para um lugar tranquilo, ajuste o despertador e tenha seu período de recuperação controlada para que você obtenha o máximo benefício dele.

Se você perde o período do meio do dia e, em vez disso, espera usar a faixa da tarde para tirar seu CRP, ainda tem de atravessar a tarde. É aqui que surge a necessidade de alguma manipulação do horário durante o dia, se seu emprego permitir, para que você não se exponha a nada exigente demais quando sabe que está em um marasmo. Você pode evitar reuniões no período depois do almoço, ou pelo menos controlar o tempo de qualquer uma que tenha marcado. Se puder manipular as coisas de forma que as tarefas menos exigentes estejam por volta desse período — arquivamento ou fotocópias, ou reunir os elementos de um relatório cujo trabalho difícil você já fez —, tanto melhor. E se existir algum aspecto do trabalho que envolva ficar ao ar livre, como ir ao banco ou aos correios, procure fazer neste horário.

A luz do dia, como sempre, é nossa amiga quando vem para nos dar um reforço, e este é o motivo para que você não passe todo o intervalo de almoço comendo em sua mesa de trabalho. Se você come na mesa, procure sair para a luz do dia e o ar fresco, em vez de simplesmente trabalhar direto. Se puder fazer isso, você (ou sua empresa) pode investir em uma lâmpada especial para lhe dar um reforço na mesa, ou pode usar um produto como o Human Charger, da Valkee, que, para o observador fortuito, parecerá que você está ouvindo suas músicas nos fones enquanto trabalha. Na verdade, ele fornece terapia de luz à sua glândula pineal através dos ouvidos.

Onde quer que você trabalhe, pegue alguma luz neste período. Sua produtividade está baixa e você precisa de uma pausa, e um reforço aqui o ajudará a passar pelo marasmo do meio da tarde.

Faça um intervalo

Abrir essas duas janelas de tempo durante o dia lhe dará a confiança para tirar alguma pressão do sono. Permitirá que você vá para a cama mais tarde sem se preocupar tanto se dormirá o suficiente; se ficar acordado à noite, é tranquilizador saber que pode programar um cochilo no dia seguinte. Esses períodos não podem substituir seu sono noturno a longo prazo, e é por isso que o programa R90 aconselha que você consiga a rotina ideal pelo menos quatro vezes por semana, mas podem funcionar em harmonia com os ritmos de seu corpo para aumentar os ciclos à noite, fortalecer a recuperação e ajudar a manter a alta de ânimo e produtividade.

O sono não é apenas físico; trata-se de dar à mente a oportunidade de se recuperar por um processo de 24 horas. Os cochilos abrem essas duas janelas durante o dia, mas também devemos procurar aproveitar janelas ainda menores mais regularmente durante o dia, se quisermos que a mente e o corpo tenham a oportunidade de dar seu melhor.

Usar os intervalos é uma parte fundamental da abordagem. Nos esportes, a necessidade física é evidente: se colocamos um atleta em uma rotina de treinamento que exija particularmente do pulmão, ele vai precisar se recuperar antes de tentar a parte seguinte da sessão. Mas existe uma necessidade mental igualmente importante. Pedimos intervalos regulares para ajudar a consolidar informações e porque nossa concentração não se sustenta sem elas. Nisso, os atletas de elite são como o resto de nós: eles ficam distraídos, entediados até. A concentração de qualquer atleta de elite acabará vacilando se ele continuar em uma tarefa por tempo demais.

O psicólogo sueco K. Anders Ericsson, cuja pesquisa formou a base da famosa noção de que são necessárias dez mil horas de prática consciente para o domínio máximo de uma habilidade, escreveu: "Os especialistas de muitos domínios envolvem-se na prática incessante por cerca de uma hora (...) Músicos e atletas de elite contam que o que limita a prática consciente é principalmente uma incapacidade de sustentar o nível de concentração necessário."[6]

Embora a maioria de nós talvez não veja o que faz no dia a dia como algo tão grandioso como "prática consciente", a lição ainda é válida. Não podemos sustentar os níveis de concentração que precisamos quando estamos trabalhando e, por fim, sem um intervalo, ficaremos menos eficientes. E também fatigados e frustrados.

Tire um intervalo. Se puder sair do trabalho por uma hora inteira, deve fazer isso, mas não é viável para muita gente. Porém, se olharmos a recuperação em segmentos de noventa minutos, como fazemos na abordagem R90, isso se torna um pouco mais possível. A maioria de nós, que trabalha fora, pode encontrar um motivo para sair da mesa a cada noventa minutos, e, mesmo que você trabalhe em uma loja, em uma fábrica ou em algum lugar mais restritivo com o tempo, fazer um intervalo a cada noventa minutos será mais fácil do que tirar uma hora inteira.

Não tem tempo para um intervalo? Então *crie* tempo. Você será mais eficiente se estiver com níveis renovados de concentração para as tarefas que precisa realizar. Não precisa ser um grande intervalo. Vá tomar uma xícara de café ou chá (considere algo descafeinado!); vá ao banheiro (mesmo que não precise); saia ao ar livre por alguns minutos; levante-se e converse com um colega, ou dê um telefonema. Isso não importa realmente — a questão é que você está se afastando do ambiente e do estado mental em que trabalha para dar à sua mente alguma janela de recuperação. Se você fica sentado à mesa o dia todo, sair dela também vai fazer algum bem a seu corpo.

Comece com pequenos ajustes que facilitarão para você. Ninguém o impedirá de sair para beber um copo de água, então, em vez de encher uma garrafa de dois litros e conservá-la em sua mesa, tenha um copo de água que precise ser completado com mais regularidade.

Durante esses intervalos, podemos aproveitar o que tentamos fazer quando cochilamos, isto é, desassociar nossos pensamentos do ambiente e nos desligar um pouco. Estes "intervalos mentais" a cada noventa minutos melhoram seu desempenho imediatamente depois deles e reduzem os níveis de estresse que se acumulam durante o dia para que você não se sinta tão cansado à tarde e no início da noite.[7] Eles também contribuem para a descarga do dia, permitindo que você absorva subconscientemente e arquive o que esteve fazendo. Um intervalo a cada noventa minutos, junto com um período de recuperação controlada, quando necessário — tudo isso funciona.

Com um pouco de prática, você poderá tirar proveito de momentos em reuniões ou conversas em grupo em que não está muito envolvido para recuar e dar um tempo para sua mente. Você está efetivamente cochilando de olhos abertos em uma sala cheia de gente; eles não sabem o que você está fazendo. Pode conversar com um colega sobre o jogo de beisebol da noite anterior ou o que eles estão vendo na televisão, algo que não exija toda a sua atenção, e cochilar ali. Algo confortável, que não exija esforço para falar, é um bom intervalo para a mente — e você sempre pode fugir mentalmente, se a pessoa com quem conversa não para de falar.

Você pode usar os fones em sua mesa para ouvir um app de meditação ou outra coisa que o ajude a se desligar por um ou dois minutos. Levo comigo a toda parte uma pedra polida com algumas associações muito fortes para mim; quando preciso me desligar desse jeito, posso colocar a mão no bolso, segurá-la e simplesmente divagar por um tempo, dando à minha mente a oportunidade de se recuperar. Pode ser até que você esteja falando comigo enquanto faço isso — só que você não tem a menor ideia.

Ajuste o alarme do telefone para intervalos de noventa minutos, assim você não se esquecerá de fazer uma pausa. Isto começará a lhe dar um senso do que são esses noventa minutos e logo você não precisará mais do alarme — você sentirá naturalmente que está na hora de se afastar brevemente do que faz.

Logo você verá que todo o seu dia — não só a noite — pode ser repartido em ciclos de noventa minutos. Você pode usar isso para obter alguma harmonia entre os períodos de atividade e recuperação. Com seus ciclos à noite, suas rotinas pré e pós-sono, os períodos de recuperação controlada e esses intervalos, seu dia não vai mais parecer um longo período de atividade contínua antes de você desmaiar na cama para *talvez* oito horas de sono, provavelmente menos, e depois repetir tudo de novo.

Você pode ficar criativo com os intervalos, usando-os para beneficiar outros elementos dos Indicadores-Chave da Recuperação do Sono. Pode fazer um intervalo de sua tecnologia a cada noventa minutos. Como os intervalos que tira para beneficiar as rotinas pré e pós-sono, faça deles uma recompensa para o corpo e a mente.

Comece com apenas cinco minutos, mas procure aumentar para vinte, de modo que a cada noventa minutos você só esteja gastando setenta conectado com e-mail, redes sociais, alertas e mensagens. Se durante um desses períodos você tiver o impulso de mandar uma mensagem, escreva e envie depois. Você não vai perder amigos nem status no trabalho porque tira vinte minutos para responder a e-mails em determinadas horas do dia, e a confiança que ganha de sua capacidade de fazer esses intervalos é um bom treinamento para quando chegar a hora de cortar o uso da tecnologia durante a rotina pré-sono mais tarde.

Quem não cochila, perde

Os cochilos têm má fama e seus praticantes costumam ser rotulados de preguiçosos ou malandros, e até na Espanha procuram eliminar aos poucos a *siesta*. Muitas empresas têm feito progressos nos programas de bem-estar, mas muitas ainda são medievais quando se trata de atitudes para a recuperação mental e física, e isto precisa parar. A expressão medonha "quem cochila, perde" é amada por determinados executivos ávidos por oportunidades, mas você ficará empacado com esses dinossauros no grupo rotulado de "estafado" se não adotar ideias atuais sobre o sono e a recuperação. Quando se trata da recuperação, quem *não* cochila, vai acabar perdendo.

A Administração Nacional de Segurança nas Rodovias estima que existem em média 83 mil acidentes de trânsito relacionados com motoristas sonolentos todo ano nos Estados Unidos; a Comissão Especial sobre Dirigir Sonolento de Massachusetts estima que pode haver cerca de 1,2 milhão de acidentes.[8] Outro relatório destacou a correlação entre a hora do dia e os acidentes de trânsito em que o sono teve importância.[9] Não surpreende saber que eles acontecem mais provavelmente entre as 2 e as 6 horas, e no marasmo do meio da tarde, entre as 14 e as 16 horas — mesmo quando não ocorreu nenhuma privação de sono.

O cansaço mata — e mata o desempenho também. Vimos períodos de recuperação controlada nos esportes de elite, em que os atletas são qualquer coisa, menos "preguiçosos" ou "malandros", e, como observa K. Anders Ericsson, a elite de outros campos, como escritores e músicos famosos, tem uma "tendência maior a tirar cochilos recuperadores".[10]

Em outras palavras, se quiser aprender com a elite, está na hora de aprender a fazer um intervalo e se recuperar. Está na hora de as corporações redefinirem sua cultura, minimizando reuniões durante o marasmo pós-almoço, oferecendo aos funcionários oportunidades legítimas de se afastar do trabalho, promovendo intervalos regulares e proporcionando as instalações e o estímulo para que os funcionários tirem períodos de recuperação controlada. Siga o exemplo de gigantes da tecnologia como a Google, cujo horário de trabalho flexível e cultura permitem que a empresa afirme uma filosofia de trabalho ousada: "Criar a força de trabalho mais feliz e mais produtiva do mundo."

Comece levando a sério esses intervalos, porque as empresas desfrutarão dos benefícios da produtividade maior e da felicidade a longo prazo — e você também.

HARMONIA ENTRE ATIVIDADE E RECUPERAÇÃO: SETE PASSOS PARA UM SONO MAIS INTELIGENTE

1. Um período de recuperação controlada durante a janela do meio do dia (entre 13 e 15 horas) é o jeito perfeito de suplementar seus ciclos noturnos em harmonia com os ritmos circadianos.

2. O início da noite (entre 17 e 19 horas) é a próxima oportunidade melhor porque a necessidade é elevada — mas limite isto a um máximo de trinta minutos, para não afetar o sono à noite.

3. Não consegue dormir durante o dia? Não importa — apenas passe trinta minutos desligando-se, desconectado do mundo.

4. Faça intervalos pelo menos a cada noventa minutos para renovar a mente e o nível de concentração. Evite a tecnologia durante essas janelas, de modo a não passar noventa minutos inteiros conectado.

5. Livre-se de quaisquer ideias preconceituosas sobre quem dorme durante o dia ser "preguiçoso" e procure proporcionar uma cultura em que os cochilos e os intervalos sejam aceitos. Quem não cochila, perde.

6. Use apps de meditação, experimente técnicas de plena atenção, ou segure um objeto de valor pessoal para ajudar a escapulir do ambiente em que está.

7. Se você realmente não consegue se afastar, organize seu dia para que não seja apanhado fazendo algo exigente demais no marasmo do meio da tarde.

SEIS

O kit para dormir

A reinvenção da cama

Um jovem e ambicioso casal acaba de comprar um apartamento. Depois de anos dormindo no que veio com suas acomodações alugadas mobiliadas, estão comprando uma cama *queen-size* e o colchão pela primeira vez.

Eles pesquisaram um pouco, procurando pelas "melhores dicas" em vários sites da internet. Sabem que precisam gastar o máximo que puderem no colchão porque essas dicas lhes disseram isto; é um investimento porque um bom colchão deve durar dez anos. Compre espuma viscoelástica, a espuma de memória, escolha molas ensacadas, gaste mais no colchão do que na cama — eles acham que sabem do básico e conhecem seu orçamento.

Eles desfazem tudo isso imediatamente comprando uma cama sofisticada pela internet, torrando metade do orçamento. Embora possam comprar o colchão on-line, não é o que sugerem as melhores dicas. Eles sabem que precisam experimentar. Então entram na loja de colchões com a intenção expressa de se deitar em alguns produtos por cinco ou dez minutos inteiros para senti-los.

O vendedor os cumprimenta, de imediato vendo o relógio caro, o paletó bem cortado, a bolsa de grife e pensa: *Com esses dois, vamos começar por colchões de 2 mil dólares*. Ele lhes mostra um colchão ortopédico de mola ensacada, topo de linha. "Fará maravilhas para a sua postura", diz o vendedor, sorrindo. Tem toda sorte de funcionalidades e milhares de molas, mas ele pode ver a expressão de desconforto dos dois quando lhes diz o preço, então ele os leva à opção de 1.500 dólares, depois à opção de 1.000.

Eles quicam nas camas, depois se deitam de costas nos colchões por alguns minutos, supondo que imaginam o que seja sua posição dormindo, usando os travesseiros fornecidos. "Podem deitar, experimentem", diz o vendedor. Eles experimentam, rindo, e fecham os olhos no meio da loja fortemente iluminada.

Mas a diversão chega ao fim e agora é hora de tomar uma decisão.

— Qual deles foi mais confortável para vocês?

— Não sei bem. Talvez o segundo? É bom e firme, mas não firme *demais*.

A segunda opção está 500 dólares acima do orçamento do casal, mas é a opção de preço médio e eles ficam mais tranquilos porque tem mais molas do que a alternativa mais barata. *Isso conta alguma coisa*, pensam eles. Eles se viram para o vendedor e dizem juntos:

— Vamos levar este.

— Excelente escolha — diz o vendedor, radiante.

O casal sai da loja tendo gastado 500 dólares a mais do que pretendia. Eles têm seu colchão *queen-size* e estão gratos porque não precisam fazer *isso* de novo por mais dez anos.

Mas será que tomaram a decisão certa?

O ponto cego da compra do colchão

Você consegue pensar em outra compra envolvendo uma quantia tão significativa em que você entrasse tão às cegas? Você compraria um carro armado com nada além de umas "melhores dicas" de uma propaganda de jornal — ou do próprio varejista? Você está prestes a passar um terço de sua vida nessa coisa.

Ainda assim, milhões de pessoas fazem exatamente o mesmo todo ano. Entram às cegas em uma loja, atiram-se à mercê dos vendedores e muito frequentemente saem com algo que cumprirá a função, mas é improvável que mude sua vida. Elas nem mesmo sabem se compraram a coisa certa ou errada porque não sabem o que é o certo e o errado.

Compramos camas e colchões com pouca frequência — um bom colchão deve durar dez anos, segundo dizem, e assim poucos de nós estão armados com o suficiente de informações atualizadas e confiáveis. Por que estaríamos? A cama é uma questão de estilo e o colchão é algo em que a maioria de nós subestima. Quando se trata de comprar um novo, faremos uma pesquisa rápida na internet — e existem muitos conselhos contraditórios ali, e o grosso deles nos diz que precisamos de um "bom colchão" sem entrar na essência do que isso realmente significa, dando às pessoas todo tipo de ideias sobre quanto elas devem gastar e quanto tempo o colchão deve durar.

Já os varejistas e os fabricantes de camas têm plena consciência disto. E eu sei — trabalhei no setor e continuo a trabalhar hoje porque produzo colchões e roupa de cama, bem como kits para o sono para atletas (mais sobre isso posteriormente).

A primeira coisa a perceber sobre a indústria das camas e colchões é que existe pouca regulamentação além dos padrões de inflamabilidade. Posso fabricar um colchão com a força tênsil das molas tão altas que um elefante podia dormir nele, colocar uma espuma de alta densidade por cima para deixá-lo ainda mais firme, cobri-lo com um tecido *fake*, mas atraente de aparência medicinal com uma etiqueta dizendo "ortopédico", e vender em uma loja sem que ninguém me impeça. Sou médico? Tenho algum treinamento em ortopedia? Submeti o colchão a uma série de testes para determinar suas propriedades ortopédicas? Só o que fiz foi produzir o colchão mais duro possível e não há nada que me impeça de alegar que ele tem características benéficas.

E também posso garantir que ele tenha 2 mil molas, porque meu concorrente tem um colchão de 1.500 molas e 2 mil parecem melhor do que 1.500. Passa a ser uma corrida armamentista, com os fabricantes produzindo molas menores para que caibam mais. Você não está comparando maçãs com maçãs, mas poucos de nós fazem essas perguntas. E se você só precisa de cinquenta molas? A não ser que tenhamos algo para usar como parâmetro do número, que sentido tem isso? O jovem casal não parou para interrogar os dados que recebiam; simplesmente supôs que mais era melhor. Eles também não notaram as letras miúdas. O número de 2 mil deve ser o número em um colchão *king-size*, com menos molas à medida que o tamanho diminui. Os varejistas nem sempre deixam isso claro.

Nunca mandei um atleta a uma dessas lojas para comprar um colchão. Seria como mandar o melhor zagueiro da NFL a uma loja de material esportivo barato para comprar chuteiras. Atletas precisam estar armados do conhecimento certo, ou eu vou com eles — ou posso simplesmente fazer o produto para eles.

Gary Pallister era o jogador de futebol que ajudei com o problema nas costas no Manchester United quando me envolvi com o clube. Ele era um zagueiro experiente, mas os anos de futebol profissional cobraram seu preço e ele sofria de muita tensão e dor na lombar. Mesmo atualmente, a cirurgia para uma lesão na coluna seria o derradeiro recurso, então eles eram superprotetores com ele. Dave Fevre, chefe de fisioterapia do clube, tratava de Gary todo dia por um bom tempo e seu treinamento era reduzido ao mínimo. Eles até pensavam em retirar bancos do ônibus da equipe para instalar uma poltrona reclinável com suporte lombar para ele.

Quando cheguei, vi que o que ele fazia longe do clube era "desabilitar em vez de reabilitar" o problema, para usar as palavras de Dave. Entre outras coisas, o colchão de Gary não era bom para sua postura e agravava o problema. Logo depois que o trocamos, Dave começou a ver que Gary precisava de menos tratamento. Ele não se curou, nem por um esforço de imaginação, mas não agravava mais o problema nas costas e o clube não teve de remodelar completamente o ônibus.

Se um atleta de elite entra em uma loja e o vendedor o reconhece, é levado diretamente ao topo, aos colchões mais caros de todos. Milhares e milhares de dólares podem ser gastos em um colchão, mas não na busca para encontrar o colchão certo. É por isso que os vendedores querem vender os mais caros a eles, com todo o mais recente jargão do marketing.

Tamanho único? (de novo)

Anteriormente neste livro, discutimos a abordagem de oito horas de sono por noite e a falácia de aplicar uma mentalidade de tamanho único ao sono. A mesma lógica aplicada para quanto tempo você passa dormindo se estende à superfície em que você passa esse tempo.

Pense em LeBron James, por exemplo. Ele tem 2,06 metros, constituição muito forte e pesa cerca de 120 quilos. Não existe lógica em pensar que o melhor colchão para ele seria o mesmo daquele para a ginasta olímpica e medalha de ouro Simone Biles, que tem 1,42 e pesa cerca de 50 quilos.

Não existe reconhecimento de perfis corporais na indústria dos colchões. Nenhum vendedor olhará você de cima a baixo e apontará seu "tamanho". Algumas marcas oferecerão uma variedade de colchões de diferentes graus de firmeza, mas você pode sair da loja com qualquer um deles, seja ou não o certo. Algumas marcas novas da moda, com estratégias de marketing mais inteligentes por trás, só produzem um colchão. Um colchão para *todo mundo*, de qualquer formato ou tamanho. Como isso pode dar certo?

Isto não acontece quando você compra calçados ou um item de vestuário. Você compra o tamanho que cabe. Então, por que um colchão seria diferente? Como os tamanhos pequeno, médio e grande nas roupas, existem três principais tipos corporais, com os extrapequenos e extragrandes nos extremos.

O *ectomorfo* é de constituição magra, com quadris e pelve estreitos e braços e pernas longos. Em geral, eles têm menos gordura e massa muscular do que os outros perfis. Usain Bolt e Michael Phelps são bons exemplos deste perfil corporal. Para um exemplo feminino, escolha entre as modelos Kate Moss e Cara Delevingne, ou a atriz Diane Keaton.

O *mesomorfo* é um corpo de formato e constituição mediana, com ossos e músculos grossos, um peito bem definido e ombros mais largos que os quadris. Muitos atletas profissionais cabem nesse perfil corporal, com os tenistas Rafael Nadal, Andre Agassi ou Björn Borg como bons exemplos entre os homens, e Venus Williams entre as mulheres.

O *endomorfo* é de constituição maior, com ombros largos e quadris mais largos. Pense na atriz Sofía Vergara, na comediante Amy Schumer ou na cantora Adele para as mulheres, e nos atores Russell Crowe e Seth Rogen, e os pugilistas Anthony Joshua e Muhammad Ali para os homens.

Naturalmente, existem constituições mistas — é uma escala móvel, com algumas pessoas sendo uma mistura de meso e ecto e outras na fronteira endo-meso. Você pode ser alto ou baixo, carregar algum peso a mais ou a menos, e ainda se encaixar em seu perfil. As características de homens e mulheres também diferem.

Faz todo sentido que duas pessoas da mesma altura, mas de perfis corporais diferentes, tenham diferentes exigências em uma superfície para dormir. O colchão delas precisará ceder em graus diferentes para proporcionar o nível necessário de conforto. A questão dos parceiros também complica e, quando existe diferença nos perfis corporais, ficamos com o dominante (assim um casal meso e endo ficará com o endo, um casal ecto e meso ficará com o meso).

Mas antes que você corra para verificar seu perfil corporal, existe um método mais fácil e infalível de garantir que esteja comprando o colchão certo. E tudo começa certificando-se de que você dorme na posição correta.

Como dormir

Até agora, vimos a preparação antes e depois do sono, organizando seu tempo na cama de acordo com os ciclos de sono, e como compensar as noitadas. Vimos o que fazer em torno do sono — mas supusemos que, depois que você vai para a cama à noite, sabe *como* dormir.

Como os perfis corporais, existem três posições básicas para dormir e estamos todos familiarizados com elas: *de bruços, de costas* e *de lado*. Repito, estas três posições não são mutuamente excludentes — você pode colocar braços e pernas em toda sorte de arranjos contorcionistas enquanto dorme e confundir os limites, e um montanhista em altitude elevada pode se perguntar onde fica na lista "me pendurar em um saco em um penhasco íngreme". Mas para aqueles de nós que vão para uma cama à noite, estas são as três principais posições.

Dormir de costas é uma opção popular, com o benefício postural de manter as costas e o pescoço alinhados (desde que você não esteja dormindo com um travesseiro que interfira nisso), mas faz com que relaxemos a garganta e provoca um estreitamento das vias aéreas. Segundo a Associação Britânica de Ronco e Apneia do Sono, "Os indivíduos que dormem na posição supina (de costas) têm uma probabilidade maior de roncar ou ter apneias maiores do que os que dormem na posição lateral (de lado)". Estes são fatores que vão interferir em nosso sono: podem nos arrancar completamente de um ciclo de sono ou nos condenar a uma noite de sono leve. E eles podem fazer o mesmo a nosso parceiro, se o tivermos, para não falar que causa ressentimentos e impõe tensões aos relacionamentos. Deitar-se de costas também faz com que nos sintamos expostos e mantém nosso cérebro em um estado de alerta.

Dormir de bruços pode ajudar no ronco, mas tem seus problemas e são muitos. Quem dorme de bruços, torce a coluna em uma posição que não é natural e, a não ser que esteja de cara virada para o travesseiro, o que pode em si se tornar um fator agravante, o pescoço também está torcido. Dor lombar, dor no pescoço e todo tipo de problemas posturais podem aparecer de dormir de bruços. Além disso, os problemas posturais causados por ficar o dia todo sentado diante de um computador e virar a cabeça para baixo para olhar smartphones e dispositivos portáteis pode ser exacerbado quando se dorme de bruços, com tudo isso aumentando a irritação do pescoço e da coluna.

Dormir de lado é a única posição para dormir que eu recomendo — mas pode não ser o lado em que você tem dormido. Quando os atletas que treino vão para a cama à noite, eles ficam em posição fetal em seu lado *não dominante*, porque este é menos usado e portanto é o lado menos sensível. Em outras palavras, se você é destro, durma sobre seu lado esquerdo e vice-versa. Se você é genuinamente ambidestro, pense que lado você usaria, por instinto, para se proteger.

A posição fetal deve envolver uma leve flexão dos joelhos e os braços, na sua frente, suavemente dobrados. Você deve ter uma linha postural suave e reta ao longo de pescoço, coluna e traseiro. Você quer continuar nesta posição pelo maior tempo possível durante a noite. (Você se mexerá, é claro, durante as horas de sono, mas seu colchão deve permitir que adote esta posição por períodos mais longos.)

A coluna e o pescoço estão em uma posição natural, que não provoca problemas posturais. Suas chances de roncar ou de ter apneia do sono são reduzidas. O cérebro gosta desta posição porque sente que seu corpo está seguro — o braço e a perna dominantes estão protegendo o coração, outros órgãos e os genitais.

Quando passei algum tempo viajando pela Europa, de vez em quando dormia em uma estação de trem, tendo perdido o último trem daquela noite e sem ter para onde ir. Eu me deitava no chão — um colchão particularmente firme — com minha mochila como travesseiro e meus bens de valor metidos no bolso interno do casaco, coberto por meu braço dominante. Se alguém tentasse me roubar, eu conseguiria me defender com o lado mais forte. Esse tipo de segurança, que nos permite adormecer em um ambiente exposto e potencialmente problemático, é bem-vindo mesmo na segurança de nossa própria casa, assim nosso cérebro se sente seguro o bastante para colocar o corpo no estado quase paralisado associado com o sono REM e o sono profundo.

Li vários dos chamados estudos psicológicos pontificando sobre o que sua posição de dormir diz sobre a personalidade, mas a única coisa que adotar a posição que recomendo diz sobre você é que está levando a sério a recuperação mental e física.

O exame do colchão

Agora você pode fazer o exame do colchão, que é tão eficaz com o colchão que você já usa quanto quando experimenta um novo. É precisamente isto que nosso jovem casal do início do capítulo deveria ter feito na loja de colchões.

É útil ter por perto um parceiro ou amigo, para fazer o exame, mas você pode usar a câmera do celular. Em casa, fique de pé com uma boa postura ereta e os braços levemente flexionados. Dobre os joelhos — efetivamente, faça um leve agachamento — em uma posição confortável e equilibrada. Esta é sua posição fetal de pé.

Adote esta posição no chão, deitando-se sobre seu lado não dominante, e mantenha a postura por algum tempo. Seu parceiro ou amigo identificará o espaço entre a cabeça e o chão, ou você pode tirar um selfie com a câmera e ver, e certamente você o sentirá no pescoço (os travesseiros tradicionalmente preencheriam esse espaço). Enquanto estiver deitado ali, com a postura alinhada e a pressão se formando no ombro e nos quadris na superfície implacável, sentirá o impulso de se mexer e se ajeitar, o que comumente nos acontece durante o sono — em particular em superfícies que são firmes demais —, ou a superfície simplesmente irritará músculos e articulações sensíveis. Ora, você pode dormir aqui no chão (e provavelmente acabará deitado de bruços), mas estará sacrificando a qualidade da recuperação.

Você deve então adotar esta posição no colchão que está verificando. Se for seu colchão em casa, tire a roupa de cama, inclusive os travesseiros, para que fique apenas o colchão exposto; em uma loja de colchões, em geral você estará testando o colchão exposto, mas tire o lençol, se não for assim. Depois que se acomodar nesta posição, mais uma vez peça a um amigo ou parceiro — ou tire um selfie — para avaliar o espaço entre a cabeça e a superfície.

Se houver um espaço nítido de no mínimo 6 centímetros — cerca do tamanho de duas mãos achatadas e unidas — entre a cabeça e o colchão quando sua cabeça, o pescoço e as vértebras estão alinhadas, com a cabeça precisando baixar para a superfície, como fez no chão, então o colchão é firme demais. Dará a você pouco conforto e alinhamento postural. Se seu quadril baixa no colchão e está fora de alinhamento, e a cabeça é elevada pelo colchão, então é mole demais. A superfície de perfil correto deve aceitar facilmente o formato e o peso de seu corpo, distribuindo o peso igualmente e lhe dando uma linha postural reta, como no diagrama desta página.

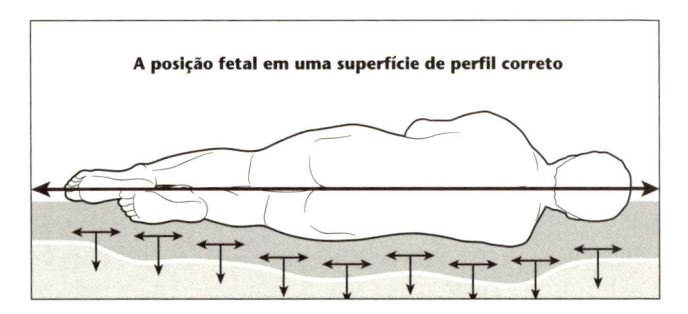

A posição fetal em uma superfície de perfil correto

Se estiver experimentando um colchão em uma loja e ele não fizer isto por você, passe a outro. Não importa do que é feito ou quanto custa, se seu colchão em casa não está fazendo isso, é hora de pensar em sua substituição. Mas não se desespere se não puder pagar por ele — existem medidas menos dispendiosas que podem ser tomadas como compensação.

A cobertura certa para o colchão se encaixa por cima dele e proporciona uma extensão para o colchão, que poderá cumprir melhor as exigências de perfil corporal que você precisa quando dorme. Um *pillow-top*, essencialmente um travesseiro para o corpo do tamanho de um colchão, pode ser acrescentado para melhorar o conforto e proteger músculos e articulações sensíveis. Você pode usar um edredom a mais para chegar a resultados semelhantes, com seu lençol por cima.

Porém, muitos de nós já estão compensando o colchão errado toda noite com o uso de algo que, como sugere o diagrama, não deveríamos precisar.

Papo de travesseiro

Se você for ao shopping, encontrará o calçado de que gosta e pedirá em seu tamanho correto. Se a loja não tiver, você terá uma alternativa. Não pode pensar em comprar um menor, porque sentirá dor quando andar, mas pode adquirir um maior, se estiver disposto a usar palmilhas.

Um travesseiro é uma palmilha para um colchão que não serve. Nós o usamos para preencher o espaço entre a cabeça e a superfície quando o colchão é firme demais, e quando o colchão é mole demais, eles empurram a cabeça ainda mais para fora do alinhamento e podem causar problemas posturais. Se você dorme com dois travesseiros ou até mais, ou tem um colchão muito firme, ou está acumulando problemas.

Você pode comprar travesseiros com espuma de memória, travesseiros de penas, os recheados de poliéster baratos, travesseiros antirroncos e até aquela marca adorada da indústria das camas, os travesseiros ortopédicos. Alguns têm tecidos e recheios maravilhosamente exóticos (penas de ganso siberiano!), outros são de fibras artificiais mais básicas, mas todos ficam iguais com uma fronha. Não importa o que aleguem os fabricantes ou quanto custam, eles fazem o mesmo trabalho — compensar seu colchão.

Se tivermos a superfície correta para dormir, um travesseiro está prestes a se tornar inteiramente supérfluo. Mas eles são um hábito difícil de largar. Gostamos de travesseiros — nos acostumamos com eles. Adoramos agarrá-los à noite. Gostamos de arrumá-los e afofá-los antes de deitar, adoramos guerras com eles e os esmurramos quando lutamos para dormir. Assim, um *único* travesseiro fino para ter conforto será ótimo para você, porque o colchão de perfil correto o comprimirá para se ajustar. E é melhor um travesseiro de poliéster a preço de banana que combine com o perfil do que um colar cervical "ortopédico" e caro em forma de travesseiro que vai lhe causar problemas.

Tamanho super

O jovem casal cometeu muitos erros quando escolheu um colchão, mas talvez tenha feito o maior deles antes até de colocar o pé na loja — quando decidiram comprar uma cama *queen-size*.

Para a maioria de nós quando crianças, nossas primeiras camas são a de solteiro padrão. Uma cama de solteiro tem 88 por 188 centímetros. Podemos continuar com a cama de solteiro pela adolescência e na idade adulta, mas, em geral, quando saímos de casa, atualizamos para uma cama de casal.

Uma cama de casal tem 138 centímetros de largura. Enquanto isso, um colchão *queen-size* tem 158 de largura. Você não precisa ser matemático para entender que não há vantagem nenhuma na cama para dois, em nenhum dos dois casos. Se passou a maior parte de sua vida, até uma certa idade, com o espaço de uma cama de solteiro, o que vai acontecer quando acrescentar outra pessoa, mas só 50% de espaço a mais? Acha que você deve manter a qualidade de seu sono assim?

Apesar do que alegam as etiquetas, os varejistas só vendem uma autêntica cama "de casal". Chama-se *king* — tem esse nome para fazer parecer que é uma compra adequadamente decadente — e mede 193 centímetros de largura, o dobro de uma cama de solteiro. Se você leva o sono a sério, e também o seu relacionamento, e se tem espaço para isso, este é o tamanho *mínimo* do colchão que deve considerar. Uma cama *king* equivale ao espaço de duas camas de solteiro lado a lado; uma cama de casal na verdade é para uma pessoa só.

Se você tem espaço para uma cama *king*, mas isto significa que as mesas de cabeceira terão de sair, livre-se delas. A cama é mais importante. Se a estrutura da cama é o problema e você não pode pagar por outra, livre-se dela também e coloque o colchão novo no chão. O casal jovem gastou 50% do orçamento original em uma cama. A maioria das fontes recomendará gastar mais no colchão do que na cama, mas você pode tranquilamente gastar 100% no colchão. Eu nem mesmo faço camas; só produzo superfícies para dormir. Na maioria dos casos, a cama é uma opção decorativa, para que o quarto fique bonito. Desde que exista uma superfície firme e nivelada para o colchão, não importa o que ela seja. Você pode usar pallets, que são uma alternativa da moda, industrial-chique e de baixo custo, ou o chão. Muitos atletas na verdade preferem dormir em seu kit no chão, por ser mais frio ali (o calor tende a subir).

Quanto menos espaço você tem na cama, mais provável será que perturbe um parceiro ao dormir. Uma perna ou braço errante tocando você à noite, um parceiro revirando-se e mexendo no travesseiro a seu lado, um parceiro *respirando* perto de você — tudo isso pode retirar a pessoa de um ciclo e impedi-la de cair no sono profundo que merecem sua mente e seu corpo.

Montagem de um kit para dormir

Em 2009, Shane Sutton, principal treinador da equipe britânica de ciclismo, colocou-me em contato com Matt Parker, o diretor de ganhos marginais. A *expertise* acadêmica e clínica sobre o sono que eles procuravam tinha se mostrado invasiva demais e pouco prática para ser usada, então trabalhei estreitamente com Matt, projetando técnicas e intervenções que criei com o passar dos anos, para ver onde podiam ser destravados os ganhos na recuperação. Depois apresentei nossa abordagem redefinida à recuperação mental e física ao diretor de desempenho, Dave Brailsford, e sua extensa equipe dos melhores treinadores e profissionais da ciência do esporte de todo o planeta. A reação foi simples: "Isso pode mesmo fazer a diferença."

Era uma época empolgante para o envolvimento no ciclismo. O significativo investimento do Sky na Confederação de Ciclismo britânica — o corpo governante do país — permitiu que eles lançassem uma equipe profissional, assinassem com alguns dos melhores ciclistas, inclusive Bradley Wiggins, com a ambição de colocar um corredor britânico no alto do pódio no Tour de France.

Para este fim, a equipe abordava de tudo, das coisas óbvias, como bicicletas, fitness e táticas, às menos ostensivas, como psicologia, evitar viroses (não tem sentido aparecer no extenuante Tour de France com uma tosse ranheta) e, naturalmente, o sono. Tudo isso fazia parte de sua abordagem de "agregação de ganhos marginais", em que eles procuravam melhorar cada componente individual envolvido no esporte, mesmo que em apenas 1%, para que a melhora fosse significativa quando os componentes estivessem reunidos.

Tracei os Indicadores-Chave da Recuperação do Sono e mostrei não só aos corredores, mas a todos os integrantes da equipe a importância de dormir em ciclos, a necessidade de usar intervalos para recuperação e como manter seu ambiente em casa, educando-os no programa R90. Mas eu sabia que podia ter um impacto maior.

A chave para a abordagem em outros campos era a coerência. Os corredores tinham o mesmo plano nutricional o tempo todo, corriam na mesma bicicleta e usavam os mesmos trajes — mas dormiam em um quarto de hotel diferente, ou em uma cama diferente, toda noite quando estavam em um evento. Assim, projetei e produzi o kit para dormir R90 para os corredores de modo a permitir que dormissem na mesma superfície sob medida toda noite.

Basicamente, o kit para dormir é uma cama de solteiro portátil. Compõe-se de duas ou três camadas, dependendo do corredor, de espuma viscoelástica de memória — essencialmente, dois ou três coberturas de colchão — com um *pillow-top* por cima. É envolvido em uma capa removível que pode ser lavada na máquina, combinada com um travesseiro fino e uma combinação de edredom e lençóis. Tudo isso é abrigado em uma mochila especialmente projetada, assim pode ser dobrado ao meio, fechado com zíper e carregado em questão de segundos. Para usar de novo, simplesmente leve para o quarto, abra o zíper e coloque onde precisar — ou no estrado da cama (tiramos o colchão que tinha ali), ou diretamente no chão. Está pronto para uso.

Para os corredores, foi uma revelação. Significava que eles podiam ter seus kits para dormir em casa ou se acostumarem a dormir neles da forma como demonstrei, e depois carregaríamos todos os kits no ônibus do Sky. Assim, quando os corredores se retirassem para os quartos depois de um dia duro no selim, saberiam o que esperava por eles: a equipe de apoio já havia entrado e arrumado os kits para dormir. Era familiar a eles, porque estavam dormindo neles havia semanas. Quando saíam de manhã, a equipe voltava para fechar os kits e levar — e os corredores sabiam que estariam dormindo exatamente na mesma superfície na noite seguinte. Sim, recebemos alguns olhares estranhos de outras equipes quando o Sky chegava em cada hotel e começava a levar um kit para cada corredor. E não era só para os atletas — a turma do ônibus da equipe tinha seus próprios kits para dormir. Era uma abordagem de cima para baixo, que procurava ganhos marginais no papel de todos.

Em sua campanha vencedora do Tour de France de 2012, o colchão de Bradley Wiggins era basicamente de alguns pedaços de espuma. Na Olimpíada de Londres em 2012, o ciclista Chris Hoy ignorou a cama e dormiu no chão de seu quarto de hotel cinco estrelas em seu próprio kit para dormir, com o perfil correto para seu corpo muito diferente, é claro. Quando foi para a Vila Olímpica em Stratford, em Londres, para competir, ganhando duas medalhas de ouro, foi de helicóptero com seu kit para dormir ali com ele.

Esses atletas, como seus colegas de equipe, colocavam o corpo na reta, dia após dia, e exigiam o melhor em termos de recuperação mental e física — e se não precisavam de um colchão pesado com milhares de molas como nosso jovem casal comprou, por que você precisaria?

Montagem de seu kit para dormir

Embora o Team Sky possa comprar um produto feito sob medida para cada ciclista, elaborado para suas exatas medidas, não são as únicas pessoas a quem forneço kits para dormir. Também trabalho com atletas que não têm nenhum financiamento de sua federação esportiva nacional e têm de viver com meios mais modestos. Isto inclui corredores adolescentes de BMX de olho na próxima Olimpíada, cuja única fonte de financiamento são os pais, e ciclistas amadores entusiastas que querem o máximo em termos de recuperação a um preço razoável. O kit precisa ser acessível também para essas pessoas.

Se você segue os princípios que norteiam os atletas profissionais, pode criar o próprio kit para dormir sob medida. Não vai carregá-lo pelo mundo, é claro — será uma versão caseira, o ideal no tamanho *king*, com componentes saídos do que você escolher, segundo seu orçamento, para lhe dar a máxima possibilidade de extrair o máximo de seus ciclos noturnos.

Peça por peça
Alguns varejistas alegam que você deve trocar de colchão a cada sete anos; alguns fabricantes alegam que seus colchões durarão dez anos. Esta é a lógica que leva nosso jovem casal a gastar 1.500 dólares em um colchão, pensando que sai a apenas 150 por ano. Mas eu preferia ver você gastar 150 dólares em sua superfície para dormir todo ano, ou 300 de dois em dois anos, por dez anos do que gastar os mil dólares de uma vez só. Quando fui diretor de marketing e vendas do Slumberland Group e presidente do UK Sleep Council, fiz parte de uma iniciativa do setor para estimular quem dorme a trocar de colchão com mais frequência. A vida média de um colchão era de mais de vinte anos, assim os fabricantes e varejistas se uniram para promover uma mudança para dez anos.

(Mesmo hoje em dia, a mensagem não é clara, porque se nos pedirem para mudar nossas camas a cada sete ou dez anos, por que temos garantias de dez anos? A questão é tranquilizar você de que o "jeito certo" de comprar um colchão é gastar cada centavo de seu orçamento.)

Pense no que você apronta no seu colchão. Você faz sexo nele. Transpira nele todo nos meses quentes de verão. Pode ter um jantar delivery ocasional quando está desfrutando de um dia de preguiça, ou tomar o café da manhã na cama no fim de semana. Se você tem filhos, eles podem pular na cama e fazer todo tipo de bagunça. Algumas pessoas até deixam os animais de estimação na cama. Com todos esses fluidos corporais, pelos, cabelos e células mortas da pele a apenas um lençol de distância, por que você ia querer ficar com um colchão por dez anos? Você se apegou às manchas?

Os danos não são só superficiais. Os colchões se degradam com o tempo. A superfície elástica recém-comprada em que você investiu sofre inevitavelmente com a idade. As propriedades se deteriorarão depois de cerca de oito horas por noite de seu peso corporal (e de seu parceiro, se existir) em cima deles. Os ácaros, a que chegaremos em breve, têm uma probabilidade incrível de montar acampamento ali.

Em vez desta abordagem de-dez-em-dez-anos, você pode montar seu kit para dormir aos poucos. Comece pela superfície essencial. Pode ser o colchão que você já tem, ou você pode comprar outro que combine melhor com seu perfil (e de seu parceiro), que pode custar apenas 200 ou 300 dólares, e acrescentar camadas (5 a 7 centímetros de profundidade já está bom para as camadas a mais), montando-o. Se seu colchão não tem o perfil correto, essas camadas o aumentarão em uma fração do custo de substituição do colchão. Se você tem um colchão de bom perfil, outra camada só vai melhorá-lo e lhe dará ainda mais conforto.

Acrescente um *pillow-top* por cima da superfície essencial. Os kits para dormir que faço têm uma capa de colchão que pode ser retirada e lavada, assim você pode se livrar de quaisquer manchas indesejadas, ao contrário das capas permanentes e costuradas da maioria dos produtos disponíveis no comércio. Acrescente este recurso, pelo menos um protetor de colchão, a seu kit.

Você tem o potencial para montar sua superfície de dormir sob medida, apelando aos elementos de sua escolha, desde que combinem com seu perfil. Se o montar aos poucos, sentirá menos hesitação para substituir partes do kit em alguns anos, e não de dez em dez anos, porque não te custou 1.500 dólares. As manchas e a degradação natural do material de que falamos antes não são tão importantes, porque estão afetando apenas as camadas superiores, que serão substituídas com mais regularidade.

Envio kits para dormir portáteis e coberturas de espuma para colchão ao mundo todo para os eventos. A espuma de memória de alta qualidade que uso pode ser enrolada e guardada, mantendo baixo o custo de frete. Após o atleta se acostumar com ele, até pode decidir não levar para casa depois, não é bem um objeto descartável, mas comparado com uma laje de 1.500 dólares certamente parece ser. O atleta pode doar para a caridade ou a uma academia desportiva local, se não o leva para casa, ou pode viajar com ele.

A roupa de cama

O ideal é que as cobertas do kit para dormir sejam hipoalergênicas; na verdade, toda sua roupa de cama deve ser, sofra você de alergias ou não.

Os ácaros vivem em carpetes e tapetes, vestuário e roupas de cama; eles adoram ambientes úmidos e têm um banquete com seus flocos de pele morta. Não são os ácaros em si que provocam reações alérgicas, são seus dejetos. No ambiente errado, você pode se deitar para dormir em uma nuvem das partículas fecais de ácaros.

O pessoal dos esportes pode tender para a respiração pela boca, em particular quando compete e tenta puxar a maior quantidade possível de oxigênio. Os alérgenos podem afetar a respiração durante a noite, dificultando a respiração pelo nariz, resultando em complicações por respirar pela boca — ronco, apneia do sono, boca seca — que podem tirar alguém de um ciclo de sono. Se você dorme em roupa de cama hipoalergênica (colchão, lençóis, edredom, colcha, travesseiro, fronhas), existe outro ganho marginal.

A roupa de cama em seu kit para dormir também precisa ser respirável, para que você não viva nenhuma mudança indesejada na temperatura. Precisamos ficar frios debaixo das cobertas, e se embaixo delas fica abafado e quente demais, vai interferir no sono. A roupa de cama que uso é projetada com nanotecnologia e usa microfibras com uma fração do diâmetro de um fio de cabelo humano, o travesseiro também usa este tecido para manter a cabeça resfriada e os edredons são leves e respiráveis, enquanto proporcionam a necessária classificação de TOG (um nível de isolamento térmico — se você comprar um edredom na Grã-Bretanha, estará etiquetado com o TOG, mas nos Estados Unidos só se vê isto em roupas de cama para bebês e crianças de colo). Recomendo uma capa de edredom, que protege a peça e é removível, em vez de só o edredom. Assim, você pode remover e lavar a capa. Quando está particularmente quente, pode usá-la sozinha. Isto lhe dá mais opções para controlar a temperatura de seu corpo com a mudança das estações. Nem todas as temperaturas de hotel são iguais, assim, se um corredor diz que está meio quente no quarto, podemos mudar o edredom para compensar.

A roupa de cama é toda branca, o que é limpo e neutro. O cobertor ou edredom em si é leve o bastante para ser lavado na máquina, o que significa que fará seu papel com mais eficiência. Leve esta abordagem para seu kit caseiro, porque não existe desculpa para a roupa de cama velha, manchada e suja que muitas pessoas têm.

A higiene, na verdade, tem um grande benefício quando se trata da roupa de cama. Precisei de algum tempo para criar coragem de contar uma de minhas ideias para kits de dormir portáteis a Matt Parker e aos treinadores do ciclismo britânico: garantir que os corredores tenham lençóis limpos toda noite. Não há nada de particularmente científico nessa ideia. Simplesmente sei que, quando tenho lençóis limpos em minha cama, fico louco para me deitar nela. É limpo, é fresco, é um ambiente incrivelmente acolhedor — subo na cama e de imediato me sinto relaxado, assim posso me desligar e dormir prontamente nele, desfrutando de um sono renovador à noite. Então, por que não toda noite? Felizmente, Matt entendeu isso logo — mesmo que significasse requisitar as máquinas de lavar do ônibus da equipe, acostumadas a lavar os trajes de ciclismo dos corredores. Devido a essa limitação, a roupa de cama tinha de secar rapidamente, o que exclui o algodão egípcio, mas como a nossa era de microfibra hipoalergênica o tempo de secagem não foi problema. Podia ser lavada em água fria e secar em minutos, e no fim de um longo dia nas montanhas os corredores teriam roupas de cama limpas. Às vezes, as pequenas coisas importam.

Este é um ganho muito fácil a ter em sua vida. Tirar a roupa de cama, lavar os lençóis e refazer a cama todo dia evidentemente não é uma perspectiva muito atraente para ninguém, mas com que frequência você lava seus lençóis? Se lava de duas em duas semanas, por que não experimenta lavar toda semana? Simplesmente duplique o que você já faz e usufruirá dos benefícios. Você passará a desfrutar de roupa de cama limpa com uma frequência um pouco maior e sua cama se tornará um lugar mais sistematicamente convidativo. Trocar os lençóis e fronhas também é uma ótima rotina pré-sono.

Como o kit para dormir R90 é composto de material sintético, pode deixar desconfortável o leitor mais consciente dos problemas ambientais, quando considera seu kit caseiro. O simples fato é que nos esportes estamos interessados em medalhas de ouro e pódios em primeiro lugar, e o meio ambiente é secundário. Não estou dizendo com isto que não temos interesse no meio ambiente além da arena competitiva — tomo toda sorte de medidas para reduzir meu impacto ambiental, e o futuro para a tecnologia da ciência do sono terá em mente o destino de nosso planeta vulnerável, com coisas como colchões infláveis e camadas, e trajes de recuperação que só exigem um lençol para controlar a temperatura do corpo.

No momento, os materiais sintéticos são simplesmente melhores. A nanotecnologia pode fazer fibras com uma fração do tamanho de qualquer produto de ocorrência natural, assim a respirabilidade e a velocidade de secagem são imbatíveis. Se você não fica à vontade com isso, ou se simplesmente não consegue viver sem seu algodão egípcio, procure uma contagem de fios em torno de 300 em seu kit para dormir, o que lhe dará a melhor respirabilidade natural. E cuide de trocar travesseiros e cobertores com mais frequência, se não tiver as opções hipoalergênicas. Como acontece com o colchão, um travesseiro barato de perfil correto e substituído regularmente é melhor do que um caro, errado, que você pretenda manter por sete anos.

Deitando-se

É importante ser realista a respeito de que produto de isolamento servirá para você. Mas seguindo essas diretrizes para montar seu kit para dormir caseiro junto com o resto do programa R90, se você estiver marcando todos os quadradinhos certos com relação a seu sono, vai revolucionar sua recuperação.

Os efeitos dos kits portáteis para dormir nos corredores da Team Sky nos Grand Tours foram drásticos. Enquanto antes os corredores eram reunidos e enviados para a cama, talvez recebendo uma massagem ou uma conversa sobre táticas, depois da introdução dos kits para dormir eles teriam tudo arrumado e iriam direto para os quartos. Tinham a confiança de que depois de 200 quilômetros nas montanhas, com o corpo exaurido, podiam subir, ir para seu kit para dormir em posição fetal, respirar suavemente pelo nariz e entrar nos ciclos de sono.

Se você fizer corretamente o próprio kit para dormir, também conhecerá essa confiança. Chega de entrar neste processo às cegas, como o jovem casal do início do capítulo. Chega de se revirar para ficar confortável. Chega de se colocar de frente, de costas e depois de lado. Você saberá com absoluta certeza que pode ir para a cama na posição fetal sobre seu lado não dominante, fechar os olhos, respirar pelo nariz e então... simplesmente adormecer.

O KIT PARA DORMIR: SETE PASSOS PARA UM SONO MAIS INTELIGENTE

1. Aprenda a dormir em posição fetal, sobre seu lado não dominante (os canhotos dormem sobre o lado direito, os destros, sobre o lado esquerdo).

2. Verifique o colchão e saiba como é sua superfície de perfil correto. Faça o mesmo por seu parceiro na cama.

3. Assuma uma abordagem incremental: gaste 500 dólares duas vezes em um período de sete anos em sua superfície para dormir em vez de mil todo de uma vez. Pense em camadas que podem ser lavadas e substituídas regularmente.

4. Use roupa de cama respirável e hipoalergênica, tenha você alergias ou não, para afastar os possíveis impedimentos para dormir e regular sua temperatura.

5. Tamanho é documento — compre o maior que puder. Um colchão *king* é o tamanho mínimo que um casal deve considerar (se o espaço permitir); um colchão de casal é para uma pessoa só.

6. Não compre às cegas! Interaja com o conhecimento do vendedor para ajudar a definir o que está disponível, mas use o que aprendeu neste capítulo quando se tratar de tomar a sua decisão.

7. Lembre-se da importância da proporção colchão-para-cama: o colchão pode usar 100% de seu orçamento, porque a cama é efetivamente um objeto decorativo.

SETE

Sala de recuperação
O ambiente para dormir

Quando uma importante equipe da NFL me pede para conversar com o time sobre o sono e depois seu astro — vamos chamá-lo de Rod — me pede para ir à sua casa dar uma olhada no ambiente para dormir por lá, fico feliz em ajudar. Quem pode dizer não a uma proposta dessas?

A mansão de Rod não é incomum entre as estrelas do esporte: segurança suficiente para fazer Fort Knox ruborizar, um carro esporte na frente, uma entrada vasta, muitos cômodos abastecidos por decoradores com móveis sob medida e arte para investimento, os mais recentes televisores de tela plana e equipamento de áudio em cada cômodo, e engenhocas futuristas para todo lado. Para o observador fortuito, pode ser fácil ter suas críticas, mas minha opinião é de que os atletas profissionais de elite trabalham arduamente e precisam lidar com muita invasão e pressão, assim, por que não devem gostar de gastar o dinheiro que ganham?

Vou direto ao que interessa e peço a Rod para me mostrar seu quarto. Os jogadores de futebol americano falam da santidade do vestiário, e o que dizer do quarto? As pessoas que me permitem entrar estão efetivamente pedindo para avaliar o ambiente em que elas passam seu tempo mais vulnerável (o sono) e em geral os momentos mais íntimos (com seus parceiros).

A arrumadeira de Rod obviamente fez uma visita recente. Ninguém quer causar má impressão — digamos, com cuecas no chão e a cama desfeita —, e assim nunca vejo o ambiente *exatamente* como é no dia a dia, mas vejo mais do que o suficiente para fazer uma avaliação.

De imediato noto o imenso televisor *widescreen* ao pé da cama. Com o clique de um botão, ele desliza e sobe ao nível dos olhos, junto com alguns alto-falantes *surround* de jeito sério, para a total experiência cinemática na cama. "Você devia ver *Velozes e furiosos* nesse troço", diz Rod, rindo.

Há um console de videogame ali também e o resto do quarto é decorado com aparelhos de alta tecnologia. Tem *docks* de smartphones e laptops e tablets para todo lado, e um leque impressionante de luzes de *standby* iluminando o quarto. Há um filtro de água perto da cama, observo, assim como a cama em si, bem grande — um tamanho sob medida que ofusca até uma California *king* — para Rod e a esposa, que é modelo, uma ectomorfa inequívoca para o perfil mesomorfo clássico de Rod. Verifico o colchão, um bloco caro de molas ensacadas recheado de crina de cavalo, e o edredom de penas de ganso siberiano — e tudo isso vai assar muito bem os dois no decorrer de uma noite.

E por falar nisso, o quarto é quente, então olho a temperatura no controle eletrônico da parede. Ali diz 24 graus.

— Sempre fica ajustado assim? — pergunto.

— Ah, sim — responde Rod. — Minha mulher gosta que aqui fique bem quentinho à noite.

Há uma montanha de travesseiros gordos na cabeceira da cama. As venezianas com controle remoto nas janelas são elegantes, mas entra um pouco de luz quando estão fechadas. As paredes parecem bem sólidas e, com as janelas antirruído fechadas, há uma impressionante camada de isolamento acústico. Verifico as portas do quarto e do banheiro e noto as nesgas de luz que passam por baixo delas.

Estou apreendendo o esquema de cores da moda e as imensas obras de arte atraentes que enfeitam as paredes, junto com algumas camisas esportivas emolduradas, quando a esposa de Rod bota a cabeça para dentro da porta.

— Quer beber alguma coisa? — pergunta ela.

Ver o resto da casa — ter uma sensação melhor do estilo de vida individual fora do quarto — é sempre uma boa ideia, mas nem sempre é fácil pedir sem parecer xereta. Um passe livre sempre é bem-vindo, naturalmente.

Acompanho o casal do quarto para a espaçosa cozinha, equipada com cada eletrodoméstico que se pode imaginar — inclusive uma máquina de café expresso de última geração.

— Que beleza — digo.

— Preciso de um up de manhã antes de ir treinar — diz Rod. — O único jeito de atravessar o dia. Quer um? — Penso nos suplementos e no chiclete de cafeína que ele vai consumir além disso.

— Só um café comum para mim, por favor, Rod.

O santuário

Rod não é nada incomum entre os jogadores de futebol — e, para não ficar apenas naqueles que praticam o esporte no mais alto nível, não é incomum entre as pessoas de modo geral.

Embora o astro da NFL possa ter todo o dinheiro do mundo para gastar na sabotagem de seu sono em um quarto daqueles, a verdade é que este excesso não é a causa dele. Posso tranquilamente entrar no quarto de um atleta olímpico e vê-lo limitar seu sono por meios mais modestos: a luz de *standby* do televisor; o carregador do smartphone plugado na tomada perto da cama; as cortinas finas e transparentes; a garrafa de água na mesa de cabeceira; a estante abarrotada de thrillers e clássicos do terror.

Você pode se perguntar como alguns desses fatores afetarão o sono; mas, se olharmos seu quarto em comparação com nossa ilha do Capítulo 1, com nós dois sentados perto do fogo, podemos ver como as coisas se distanciaram de nosso ideal para dormir.

Antigamente, o quarto apenas cumpria seu papel: haveria uma cama, algum móvel como um guarda-roupa ou uma cômoda, uma mesa de cabeceira e talvez uma penteadeira ou escrivaninha. As crianças teriam brinquedos ali e livros apareceriam em alguns quartos; despertadores e luminárias também, é claro. A tecnologia mudou as coisas, primeiro com televisores no quarto, hoje com a multiplicidade de dispositivos que nos permitem ver filmes, ouvir música, interagir nas redes sociais e jogar videogames no conforto de nossa cama. O quarto efetivamente tornou-se uma sala de estar a mais, em vez de um ambiente para dormir.

Para algumas pessoas, esta é uma simples realidade da vida. Os adolescentes sempre fizeram de seu quarto um santuário livre dos pais, em que satisfazem os próprios interesses (e, assim esperamos, fazem o dever de casa). Universitários em alojamentos e repúblicas têm de se virar com o cômodo único em que estudam, dormem e têm algum relaxamento pessoal. Na verdade, faz sentido financeiramente para muitas pessoas em seus vinte anos, e até na faixa dos trinta, continuar morando com os colegas de quarto quando partem para suas carreiras profissionais. Mas o que estamos vendo agora é esta tendência persistir mesmo com as pessoas em seus quarenta anos ou além disso, que têm uma boa renda e uma boa profissão, porque os preços nos mercados de compra e locação, em particular em áreas metropolitanas como Nova York, San Francisco e Londres, estão em uma espiral ascendente descontrolada.

Como a abordagem dos ganhos marginais, precisamos procurar nos livrar do maior número possível de obstáculos quando vamos entrar em um estado de sono. E se não pudermos nos livrar deles — Rod não tem pressa para deixar de ver *Velozes e furiosos* na cama —, então precisamos pelo menos aprender a controlar seu impacto.

Já cobrimos o item mais importante do quarto, o kit para dormir, mas corrigir isso não vai adiantar de nada se o ambiente estiver todo errado. Nossos quartos devem se tornar um santuário do sono — uma sala de recuperação física e mental —, se quisermos obter os máximos benefícios do programa R90.

Chega de besteira

Quando viajei com a seleção de futebol inglesa para o Campeonato Europeu de 2004 em Portugal, eu o fiz sabendo que poderia ter impacto em seus quartos de hotel bem além do que conseguiria nos lares.

A equipe ficaria no mesmo hotel por todo o torneio, então não haveria deslocamentos — nenhum planejamento para isso, nem adaptação a um novo ambiente toda noite, como eu precisaria fazer alguns anos depois com a equipe de ciclismo. Esta era uma ótima oportunidade de ter um ambiente controlado e consistente para a recuperação dos jogadores, pensei. O técnico, Sven-Göran Eriksson, e Leif Sward, o médico, concordaram, então fui a Lisboa antecipadamente para preparar as coisas.

Levamos nossas próprias "camas", a mídia alegremente reportou (na verdade, elas eram uma encarnação anterior de meu kit para dormir — capas para colchão de espuma viscoelástica de memória, feitas sob medida, que não eram facilmente disponíveis na época como são hoje), e usamos os quartos de hotel como uma tela em branco em que podíamos pintar o ambiente perfeito para o sono dos jogadores.

É claro que, enquanto eu cuidava dos quartos, a Confederação de Futebol fazia um grande esforço para proteger a privacidade daqueles que dormiriam neles. Aquele time inglês em particular era tomado de astros, como David Beckham e Steven Gerrard em suas fileiras, dois que um dia acabariam jogando no LA Galaxy, e Sven era uma atração para os tabloides. Assim, a confederação levou abetos de 9 metros de altura e os plantou no perímetro para impedir que os paparazzi tirassem alguma foto.

Juntamente às camas novas e árvores imensas, havia muitos caça-níqueis, chefes de cozinha e toda sorte de comida para exigências nutricionais específicas — nunca vi nada parecido, nem a equipe do hotel. Mas havia um burburinho no lugar. Aquele esquadrão de jogadores, além de ser recheado de astros, tinha uma oportunidade genuína de se sair bem no torneio. Poder controlar o ambiente em que dormiam era um ganho marginal a ser alcançado.

Hoje, as organizações de futebol levam essa ideia a sério. No Real Madrid, cada um dos jogadores tem um apartamento luxuoso no centro de treinamento. Esses ambientes só podem ser destrancados com a impressão digital do jogador e são equipados com banheiros de alta tecnologia, camas e televisores. O Manchester City adotou uma abordagem semelhante em seu complexo de treinamento de 200 milhões de libras, que incluía quartos para os jogadores. Eles não são páreo para as acomodações do Real Madrid em termos de luxo;

mas, como espero ter deixado claro até agora, quando se trata de recuperação, não falamos de instalações cinco estrelas. O Sam Erith, diretor de ciência do esporte do Manchester United, levou-me para consultoria sobre recuperação em seu complexo de última geração e todos os quartos tinham os ingredientes que permitem aos jogadores obter o máximo de recompensas no tempo que passam neles.

Esses quartos serviam a muitos benefícios, permitindo que os jogadores descansassem entre os treinos, por exemplo, mas principalmente proporcionando o controle do ambiente de sono dos jogadores antes de um jogo em casa (ou de uma partida fora de casa, se jogassem em um clube próximo, como o rival local Manchester United) e minimizando a perturbação no dia do jogo. Os jogadores do Manchester City passarão a noite anterior à partida nas acomodações do centro de treinamento e, assim, quando acordarem, estarão todos ali, prontos para um café da manhã e a preparação para a partida. Não precisam viajar, não correm o risco de alguma complicação que os faça se atrasar. Como não é um quarto de hotel, não há necessidade de se preocupar com o efeito no ambiente dos funcionários ou dos hóspedes do hotel: tudo fica sob controle do clube.

Eles também são úteis depois de uma partida à noite em casa. Significa que, quando a partida termina, e o jogador cumpriu suas obrigações com a mídia, tomou um banho, trocou de roupa e consultou a equipe técnica, segundo a necessidade — seja dar uma palavra com o técnico ou receber uma massagem —, ele não terá de dirigir tarde para casa, cansado, e encarar a mira de menos ciclos de sono naquela noite. Pode ir direto para seu quarto no centro de treinamento, passar pela rotina pré-sono e se recuperar ali.

Podemos imitar as experiências do Manchester City e do Real Madrid em nossa própria casa. Embora a tecnologia de digitais provavelmente esteja além do alcance da maioria de nós, podemos pelo menos começar por nossa própria tela em branco. Isto significa tirar tudo de nosso quarto atual. Você pode fazer isso literalmente, caso se sinta comprometido, mas também funciona fazer o mesmo mentalmente.

A casca vazia

Este quarto vazio não é mais um quarto, nem é uma extensão da sua sala de estar. A partir de agora, é sua *sala de recuperação* mental e física.

Meu primeiro conselho seria pintar de branco e não recolocar nada nas paredes. Não queremos no quarto nenhum possível estímulo que pode vir de um esquema de cores berrante ou de quadros nas paredes, apenas uma decoração muito simples, *clean* e neutra.

Depois veremos o controle de um dos principais comandos de nosso ritmo circadiano no quarto — a luz — com cortinas ou venezianas. Produzimos melatonina no escuro, então precisamos que nossas salas de recuperação não tenham luz ambiente, como a dos postes de rua. O *blackout* total é o método mais eficaz — uma máscara ocular, que pode causar desconforto e interferir em seu sono, não é o ideal. Se sua cortina ou veneziana deixa entrar luz pelas bordas, ou são finas e transparentes, substitua por uma opção sensata. Painéis com *blackout* podem ser comprados a um preço relativamente baixo e existem até alternativas mais baratas: você pode prender as cortinas com fita adesiva ou usar fechos de Velcro para fixar facilmente um tecido *blackout* removível das janelas à noite. Nos Grand Tours, como já falei, às vezes colamos sacos de lixo preto nas janelas, que podem facilmente ser retirados pela manhã.

Precisamos da luz do dia de manhã, naturalmente; então, depois que você acordar em seu horário constante, é fundamental abrir logo a cortina ou veneziana e acender aquele interruptor interno para ter sua síntese de serotonina. Se a luz entra durante os meses de verão, é provável que você descubra que está despertando às cinco da manhã, em vez de sua hora constante de acordar, às sete. O *blackout* permite que você controle isto.

Controle de temperatura

A temperatura, depois de passarmos da luz para o escuro, é o próximo fator mais importante a corrigir a fim de termos o melhor funcionamento com nossos ritmos circadianos e possamos adormecer. Nosso corpo quer passar a um ambiente mais frio (mas não gelado), como fizemos perto do fogo no Capítulo 1, e manter o quarto em uma temperatura ideal de 15 a 18 graus permitirá este processo natural.

É claro que todos temos diferentes sensibilidades à temperatura — para alguns, 18 graus podem chegar perto *demais* de dormir ao ar livre, na natureza —, então descubra uma temperatura que funcione para você (e seu parceiro) que seja mais fria do que a do ambiente no resto da casa. Se você tem um sistema de aquecimento sofisticado, o termostato do quarto pode ser ajustado, mas para o resto de nós pode ser uma simples abertura da janela uma hora antes de ir para a cama, ou desligar o radiador enquanto o aquecimento continua no resto da casa. Qualquer que seja a temperatura, o mantra é ir do quente para o frio.

Importando o essencial

A primeira coisa que devolvemos à sua sala de recuperação, é claro, é seu kit para dormir. Este, junto com algum despertador, de que falaremos em breve, é o único objeto verdadeiramente essencial que você precisa devolver ao quarto. Da perspectiva da recuperação, qualquer outra coisa é desnecessária.

Se puder, coloque suas roupas e a cômoda ou armário — qualquer coisa que não seja essencial para dormir — em outro lugar. Porém, isto não é realista para a maioria de nós, e estes objetos terão de voltar para o quarto. O que constitui "essencial" será diferente para cada um de nós também. Para um estudante que mora em um alojamento, significará a volta de sua mesa e espaço de trabalho, embora o trabalho seja uma atividade que é melhor deixar de fora da sala de recuperação, se você tiver esta alternativa.

Se você trabalha em casa e tem sua mesa no quarto, procure trabalhar na mesa da cozinha ou fora do quarto, se possível, assim sua mente não faz uma associação entre a sala de recuperação e o trabalho. Se você tem estantes no quarto atulhadas de *thrillers* e livros de terror, pense no estímulo que isto dá à sua mente quando você os olha antes de dormir. Eles não são associações calmas e relaxantes para sua mente.

Uma garrafa de água pode parecer um objeto padrão e inocente a levar à noite para o quarto, mas por que você precisa dela? Se você acorda com a boca seca durante a noite, é provável que esteja respirando por ela e não pelo nariz; e, se você se levanta durante a noite para ir ao banheiro, é possível que tenha se hidratado demais nas horas que antecederam o sono. Colocar uma garrafa de água em sua mesa de cabeceira planta na mente a ideia de beber a água.

A única coisa que você quer que sua mente associe com este quarto é o sono.

Ataque tecnológico

Sua sala de recuperação precisa de um despertador — o ideal é um simulador de amanhecer — que não seja o celular. Nenhuma outra tecnologia é necessária.

Um simulador de amanhecer o acordará gradualmente com a luz do dia artificial, começando trinta minutos antes de seu despertador. Estes dispositivos não são apenas para aqueles que sofrem de transtorno afetivo sazonal (SAD, de *seasonal affective disorder*), mas para todos que querem reproduzir o nascer do sol de forma que acordem mais naturalmente. Os simuladores de amanhecer podem melhorar o estado de alerta, o desempenho cognitivo e físico, o ânimo e o bem-estar.[1] No inverno, podem ser a diferença entre sair direto de seu kit para dormir e apertar o botão soneca. E em um quarto escurecido, são o meio mais eficaz de conseguir que você se levante, abra a cortina e deixe entrar a luz natural.

Esta tecnologia não precisa ser cara — um modelo básico servirá, desde que seja de uma marca respeitada, como a Philips ou a Lumie. E se não puder adquirir isto, use um despertador padrão, desde que você possa desligar a iluminação da tela para que a luz não o incomode à noite. (Se você escolher uma opção analógica, cuide para que não tenha um tique-taque que o mantenha acordado.)

A chave aqui é a luz. Não tem sentido bloquear toda luz artificial que vem de fora se você vai encher o quarto dela. Quando leva televisores e dispositivos eletrônicos para o quarto, está levando fontes de luz. Sua rotina pré-sono envolve a redução da tecnologia à medida que você se aproxima da hora de entrar em seu estado de sono; mas, se você não consegue deixar de ver televisão, usar o laptop ou jogar videogame na cama, por favor, que seja a única coisa em sua sala de recuperação quando você tiver terminado: desligue direito os dispositivos, em vez de deixar no *standby*. A luz do *standby* parece um laser penetrando sua glândula pineal e interferindo na produção de melatonina.

O dispositivo tecnológico mais prejudicial à noite, porém, é o smartphone. Segundo a Ofcom, reguladora de telecomunicações do Reino Unido, quatro em dez usuários de smartphone o olharam quando seus dispositivos os acordaram na cama durante a noite.[2] Além disso, mesmo que eles tenham sido silenciados, a luz artificial que emitem é outro problema. Se você não consegue deixar de usar o celular como parte de sua rotina pré-sono, tente trabalhar com os intervalos na tecnologia de que falamos no Capítulo 5. No mínimo, você pode deixar longe quando dormir: em outro cômodo, em uma gaveta, ou desligado. O que estaria perdendo com isso? Nem o usuário de redes sociais mais ávido pode postar nada enquanto dorme.

Mantenha a limpeza!

Os ciclistas profissionais são uma turma sensível — sensível ao ambiente, isto é. Eles precisam ser assim, dado o quanto pode ser prejudicial ao desempenho ser picado por um inseto indesejado. Antes de chegarem ao hotel toda noite, entramos nos quartos e colocamos um filtro HEPA (ar particulado de alta eficiência) para remover partículas aéreas indesejadas, depois usamos um aspirador de pó e produtos de limpeza bactericidas para limpar todas as superfícies, certificando-nos de cuidar dos cantos ocultos, onde o pessoal da limpeza do hotel talvez não tenha alcançado. Como eu disse antes, é um mundo glamoroso nos torneios.

Embora você não precise chegar a esse nível de higiene obsessiva, manter sua sala de recuperação limpa é um objetivo válido. Quem não quer respirar um ar limpo? Existe a tranquilização subconsciente, muito parecida com aquela dada por lençóis limpos, de que você passa a um ambiente limpo para dormir. Os ácaros vivem em carpetes e tapetes, bem como na roupa de cama, e assim, se você for alérgico, um filtro HEPA que não emita som ou luz seria um bom investimento para ajudar a passar pelas fases até o sono profundo toda noite.

Um ambiente desatravancado também é preferível. "Se uma mesa atulhada é sinal de uma mente atulhada, então o que é uma mesa vazia?", diz o ditado, mas uma mente vazia, tendo descarregado seus pensamentos na rotina pré-sono, é um sinal bem-vindo antes de entrarmos no sono. Roupas pelo chão e objetos empilhados nas superfícies podem dar estímulo à mente (embora, para algumas pessoas, desatravancar signifique ter as roupas empilhadas nos lugares *certos* do chão).

Controle de ruídos

O barulho é um importante fator a nos acordar de um sono leve. Se seu nome é chamado ou uma porta é batida alto o suficiente quando você está nessa fase, você acordará. O isolamento acústico adequado, como janelas antirruído, é ótimo para deixar de fora os ruídos externos, mas aqueles de nós que moram em imóveis alugados em geral ficam presos ao que têm. Mais azar ainda têm aqueles que moram em casas e apartamentos em que o isolamento acústico é terrivelmente inadequado entre os andares e paredes (e você pode ouvir os vizinhos fazerem todo tipo de coisas à noite). Nestes casos, o isolamento acústico é caro, então os protetores auriculares são a resposta para muita gente. Eles podem ser eficazes até certo ponto, mas o desconforto que podem causar perturba o sono.

O ruído também pode ser útil. Em sua autobiografia de 2006, o astro do futebol inglês Wayne Rooney admite que precisa do barulho de um aspirador de pó ou secador de cabelo para dormir. Isto não é incomum, como pode parecer — muita gente acha que o ruído do ar-condicionado ou o ronco surdo do trânsito (se moram perto de uma rua) é igualmente necessário. Este som funciona como um "ruído branco", mascarando os altos e baixos do ruído de fundo que podem perturbar uma pessoa de sono leve. Você pode fazer download de ruído branco para usar no quarto porque os fabricantes de aspiradores de pó e secadores de cabelo não devem recomendar que deixem um de seus produtos ligados a noite toda sem ninguém tomando conta.

Segurança

Talvez o papel mais importante de nossa sala de recuperação — mais até do que é construído para nossos ciclos de claro-escuro e luz-escuridão — seja que tenhamos uma sensação de segurança. Precisamos nos sentir seguros e relaxados em nossa sala de recuperação para que possamos adormecer facilmente e descansar direito. Entramos em nosso estado mais vulnerável e é primordial reduzir qualquer temor ou ansiedade em torno disto.

Esta ideia de segurança pode vir de muitas formas. Pode significar trancar todas as portas e janelas de sua casa como parte da rotina pré-sono; pode ser algo mais pessoal, como ter um retrato de entes queridos perto de seu kit para dormir, ou um cobertor preferido ali com você. Seja lá o que precisar para ter essa sensação de segurança, para que sua mente consiga se desligar de um estado de alerta e relaxar em seus ciclos designados de sono, é um acréscimo bem-vindo ao quarto. Uso esta abordagem com atletas de elite. Se um atleta precisa de seu ursinho de pelúcia preferido para dormir, ele vem conosco. Qualquer coisa para produzir o ambiente mais seguro e protegido para eles entrarem em um estado de sono.

SALA DE RECUPERAÇÃO: SETE PASSOS PARA UM SONO MAIS INTELIGENTE

1. Seu quarto não deve ser uma extensão de sua área de estar, se possível. Rebatize-o de sala de recuperação mental e física.

2. Esvazie seu quarto (ao menos mentalmente) e traga apenas os objetos necessários para o repouso, a recuperação e o relaxamento.

3. Use *blackout* no quarto para que a luz de fora não interfira no sono.

4. Deixe o quarto mais frio (mas não gelado), se comparado com o resto da casa.

5. Sinta-se seguro e protegido em seu quarto — um bicho de pelúcia preferido, uma foto de entes queridos, ou verificar se portas e janelas estão trancadas, tudo isso pode ajudar.

6. Tenha uma decoração neutra, que seja *clean*, e evite qualquer coisa que possa estimular a mente (imagens berrantes ou livros com que você possa fazer fortes ligações pessoais).

7. Controle o uso de tecnologia no quarto. Desligue as luzes de *standby* à noite e deixe o celular fora do quarto, ou pelo menos fora de vista (e no silencioso).

PARTE DOIS

R90 em Prática

OITO

Uma dianteira na corrida
Usando seu programa de recuperação R90

É março de 2016 e trinta kits para dormir completos, em embalagens individuais com uma fração do tamanho de um colchão estofado, estão em um navio atravessando o Atlântico para os Jogos Olímpicos do Rio de Janeiro. Os atletas só competirão em agosto; mas, como este é um dos maiores eventos esportivos do mundo, o nível de segurança e a burocracia estão na estratosfera: cada objeto enviado à Vila Olímpica precisa ser aprovado e registrado. Não tem sentido aparecer com uma bicicleta de corrida nova em folha, se não foi aprovada de antemão.

Estivemos ocupados por 12 meses antes disso. A organização no Rio, para falar com franqueza, era uma bagunça e não conseguimos obter muitas informações. Mas agora sabemos como serão as camas nas acomodações dos atletas: camas de solteiro, com uma extensão de 30 centímetros para os atletas mais altos; os colchões, duros feito pedra. Sabemos que fará calor por lá e descobrimos que os quartos não têm condicionadores de ar como padrão. Isto agora foi retificado com aparelhos portáteis.

Os marinheiros partiram em agosto, um ano antes, e falaram de velejar em águas incrivelmente poluídas. Mas não importa o quanto as coisas pareçam confusas nos preparativos para a Olimpíada, parece que sempre dão certo no fim e o Rio não será diferente.

Existem outros fatores em jogo: escândalos com drogas, crise política nos órgãos governamentais e preocupações com o vírus da Zika. Não podemos controlar isto. Simplesmente trabalhamos com os elementos que podemos controlar e cabe a mim melhorar o ambiente para dormir. Também não podemos controlar as outras delegações e o planejamento que elas estiverem fazendo. Mas, graças a nossos meses de trabalho em cada aspecto da preparação, fizemos todo o possível para ter uma dianteira.

Programa de recuperação

Pela combinação dos sete Indicadores-Chave da Recuperação do Sono que formam o programa R90, podemos ter uma dianteira também. Nossos dias não consistem mais em períodos de horário de trabalho, em casa e em entretenimento, e depois um tempo indeterminado para dormir. Em vez disso, são divididos em ciclos de noventa minutos para criar a harmonia entre atividade e recuperação.

Sua hora de acordar fixa lhe dá a âncora em torno da qual é estruturado todo o seu dia. No diagrama a seguir, a hora de acordar é 6:30, mas a sua pode ser a que você preferir. Basta contar regressivamente em ciclos de noventa minutos para suas horas de sono. Neste exemplo, uma rotina ideal de cinco ciclos envolve ir dormir às 23 horas. Pode passar para mais tarde, à 00:30, se sua vida exige isso de seu tempo, ou mais tarde ainda, às duas horas. Não precisa se preocupar com ter sono *suficiente* porque é apenas uma noite em sete e suas rotinas pré e pós-sono de noventa minutos, bem como a sala de recuperação controlada e o kit para dormir feito sob medida, garantirão que você tenha a *qualidade* certa de recuperação. Você fará uma pausa de noventa minutos, mesmo que seja apenas caminhar sem tecnologia, ir ao banheiro ou beber alguma coisa. Você também tem duas janelas de oportunidade que podem ajudar, seja em um período de recuperação controlada de noventa ou trinta minutos na faixa do meio do dia, seja um cochilo de trinta minutos no início da faixa do anoitecer. Quem tem o controle disto é você.

O Dia R90 para uma Hora de Acordar às 6:30

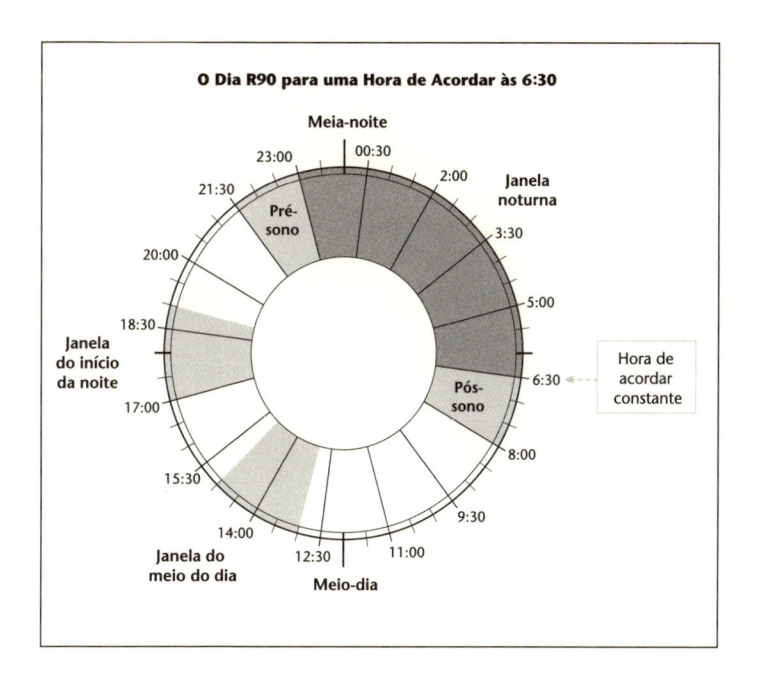

(Diagrama circular de 24 horas mostrando:)
- Meia-noite (00:00), 00:30, 2:00, 3:30, 5:00, 6:30, 8:00, 9:30, 11:00, 12:30, 14:00, 15:30, 17:00, 18:30, 20:00, 21:30, 23:00
- Janela noturna
- Hora de acordar constante (6:30)
- Pós-sono
- Janela do meio do dia (Meio-dia)
- Janela do início da noite
- Pré-sono

Você então leva esta perspectiva diária para um período mais longo. Pode vê-la como parte de um cronograma semanal em que você sabe que, se for do tipo que precisa de cinco ciclos por noite, uma semana ideal tem 35 ciclos. Para você, tudo bem ter 28, mas qualquer coisa inferior a isso e estará forçando a barra — é um possível alerta vermelho. Você pode manter um diário muito simples, registrando apenas dados mensuráveis.

Nesta semana em particular, Jess, que tem um emprego de segunda a sexta em um escritório e cuja rotina ideal é de 35 ciclos, consegue ter 31. Ela certamente ainda sentirá os efeitos de apenas dois ciclos na noite de sábado, antes de acordar em sua hora constante, às 6:30 no domingo, mas ela lida com isso: levanta-se, toma o café da manhã e sai para uma caminhada antes de voltar para casa, arriar no sofá e colocar em dia seus prazeres secretos preferidos na televisão. Na janela do meio do dia, sem trabalho para interferir, ela fecha as cortinas com *blackout* na sala de recuperação, ajusta o despertador e tem um CRP de noventa minutos no seu kit para dormir.

PLANEJAMENTO DE SONO DE JESS

	Atividade	Ciclos
Segunda-feira	Hora extra na apresentação	CRP: Noturno: 4
Terça-feira	Jantar depois do trabalho com as meninas	CRP: 1 (30 min meio do dia) Noturno: 4
Quarta-feira	Clube de corrida	CRP: 1 (30 min meio do dia) Noturno: 4
Quinta-feira	Sair para beber com Carl	CRP: 1 (30 min início da noite) Noturno: 3
Sexta-feira		CRP: Noturno: 5
Sábado	Festa!	CRP: 1 (30 min início da noite) Noturno: 2
Domingo	Cinema às 9	CRP: 1 (90 min meio do dia) Noturno: 4

Ela está alcançando a quantidade ideal de cinco ciclos quatro vezes nesta semana e cuida para ter duas noites consecutivas de menos de cinco ciclos como o ideal. Não há nada no diário de Jess que me preocuparia imensamente, se eu trabalhasse com ela; mas, se ela começar a se sentir pior do que o esperado, ou meio cansada, depois da semana, pode entender o motivo com a ajuda do cronograma de sono. Pode procurar mudar as coisas na semana seguinte e chegar a mais ciclos em melhor harmonia, vendo que tempo é negociável. O clube de corrida é sua principal forma de se exercitar, então não é negociável, e quem quer sair de uma festa cedo, se está se divertindo muito? Mas talvez ela possa cancelar o cinema em uma noite de domingo ou da próxima vez ir a uma sessão anterior, e encontrar um jeito de usar o CRP com mais regularidade.

Saber que você pode fazer algo a respeito de seu sono desta forma é empoderador. Você tem dados mensuráveis à disposição para fazer ajustes que beneficiarão como se sente e como se sai. Comece examinando a semana seguinte, alocando os períodos de recuperação e estimando o número de ciclos que conseguirá. Isso basta? Você pode ter um CRP a mais aqui e ali? Os planos mudam, oportunidades sociais improvisadas e exigências do trabalho brotam, mas você pode ser flexível. Pode transferir a hora de dormir, incluir outro CRP, usar aqueles intervalos de noventa minutos para recuperação, ir para a luz do dia ou ter lâmpadas que a reproduzam para ficar na dianteira do jogo. Você está fazendo sua preparação cedo, colocando-se no controle.

Aqueles que não têm a dianteira oferecida pelo R90 ainda estão sonâmbulos por causa de uma abordagem aleatória à recuperação. Sentem-se cansados, sabem que não têm dormido o suficiente, mas o que farão a respeito disso? Eles nem têm uma medida real do quanto obtêm e não têm a abordagem, o kit para dormir e a sala de recuperação que você montou para garantir a qualidade certa. Eles podem ajustar o despertador para um pouco mais tarde do que o habitual; podem ir para a cama mais cedo do que o normal; podem cochilar no trem do trabalho para casa ou à mesa de trabalho. Mas não existe estratégia nenhuma por trás disto. Eles não têm os instrumentos para melhorar a vida diária, e assim seguem aos tropeços, tomando medidas que parecem intuitivamente corretas (precisar de mais descanso = dormir mais), mas que na realidade são contraproducentes. Mudar sua hora de acordar e ir para cama cedo demais não está ajudando, então pare de fazer essas coisas. Se precisa de mais descanso, tenha um sono *mais inteligente*.

Tenha uma dieta saudável, exercite-se regularmente — e recupere-se bem

Pelas informações que recebemos de governos, de médicos e organizações de saúde do mundo todo, um estilo de vida saudável consiste em uma dieta boa e balanceada e muita atividade física. Em 2013, a Associação Americana do Coração produziu um conjunto de diretrizes para dieta e estilo de vida a fim de reduzir o risco cardiovascular que inclui conselhos detalhados sobre alimentação e quantidade de exercícios, e alerta para os perigos do álcool e do tabagismo.[1] A

Estratégia Global sobre Dieta, Atividade Física e Saúde de 2004 da Organização Mundial da Saúde é uma abordagem para atacar doenças não transmissíveis como câncer, obesidade e diabetes tipo 2. Você pode encontrar conselhos excelentes e a melhor das intenções nestas publicações, junto com incontáveis outras produzidas pelo mundo, mas faço uma ressalva: onde está a parte sobre o sono? A ligação entre sono e problemas cardiovasculares já foi feita[2] e há uma quantidade crescente de pesquisas demonstrando o efeito que o sono tem no câncer, na obesidade e no diabetes. Assim, não faria sentido incluir informações sobre o sono?

A recuperação deve ser a terceira parte de nossa abordagem a uma vida saudável. Os benefícios que vejo diariamente naqueles que praticam o programa R90 podem ser tão poderosos quanto os outros dois, mas são benefícios que só podem ser realmente desfrutados em harmonia com uma boa dieta e exercícios. Se você come mal e não se exercita, terá problemas. Corrigir essas coisas melhorará a qualidade de seu sono e, como parte de uma abordagem tríplice, melhorará imensuravelmente a qualidade de sua vida.

É evidente que os atletas com quem trabalho estão em forma e têm uma dieta controlada, sob medida para suas necessidades. E é frequente que o melhor desses atletas, que tem a atitude que lhe garante ser o melhor, é quem mostra o maior compromisso com a recuperação.

Quando comecei no Manchester United nos anos 1990, um jovem Ryan Giggs foi um dos primeiros jogadores a realmente mostrar interesse no que eu fazia. Ele não era o mesmo Ryan praticante de ioga com que o mundo do futebol agora está familiarizado, mas foi uma boa demonstração do tipo de curiosidade intelectual e receptividade a novas ideias que levariam a isto e a seu jogo no nível máximo muito depois que o jogador médio pendurasse as chuteiras.

Você vê isto em todos os melhores atletas. Vi em Gareth Bale e em Cristiano Ronaldo no Real Madrid. E em gente como Bradley Wiggins e Chris Hoy. Vejo nos jovens potenciais de quem você ainda vai ouvir falar. Se leva a sério a dieta e os exercícios e leu este livro até agora, compartilhe desta atitude também.

Dieta

Se o programa R90 é uma abordagem revolucionária ao sono, adotar uma dieta adequada em coordenação com seu descanso não tem nada de revolucionário. É provável que você já tenha pensado na alimentação. Comer a maior variedade possível de alimentos frescos; evitar alimentos geneticamente alterados, processados ou tratados com substâncias químicas; estar consciente de qualquer alergia alimentar; e, em particular, controlar a ingestão de sal, açúcar (seu corpo desejará consumi-lo se você não estiver dormindo bem), calorias e cafeína — todos são hábitos bem documentados e sensatos.

É importante hidratar-se com a quantidade certa de água. Todo mundo é diferente e sua atividade ao longo do dia afetará isto, então não beba às cegas oito copos por dia por causa das últimas recomendações que ganharam os noticiários. Os atletas não fazem isso. Eles sabem que tem água presente na comida, em particular nas dietas ricas em vegetais, então fazem ajustes. Isso não tem nada de complicado: escute seu corpo e beba regularmente ao longo do dia quando tiver sede, em particular depois dos exercícios. A quantidade de líquido que consumimos torna-se particularmente importante quando abordamos nosso horário de sono designado. Se você bebe demais, pode acordar no meio da noite.

O triptofano é um aminoácido essencial encontrado em alimentos ricos em proteínas como frango, peru, queijo, peixes, leite e frutos secos, bem como em alguns outros alimentos como a banana. Nosso corpo faz uso dele como um componente na produção de serotonina e, por conseguinte, melatonina, então consuma fartamente em sua dieta.

Um dos mais recentes truques biológicos usados nos esportes são as cerejas de Montmorency. Glyn Howatson, da Universidade de Northumbria, realizou vários estudos demonstrando seus benefícios para a recuperação depois de exercícios extenuantes, e uma das pesquisas provou que as cerejas produzem um aumento na melatonina, que é "benéfica na melhoria da duração e qualidade do sono em homens e mulheres saudáveis e pode ser benéfica para administrar distúrbios do sono".[3]

Você deve almejar ter sua última refeição do dia dois ciclos (três horas) antes da hora programada para dormir, e qualquer lanche leve noventa minutos antes, no início da rotina pré-sono. Comer "tarde demais" simplesmente significa comer muito perto de seu horário de sono programado. Se você está comendo às 21 horas e a hora de acordar é 6:30, desloque para a frente um ciclo das 23 horas para a 00:30 como a hora de dormir. Não existe tarde demais quando faz parte de uma abordagem controlada, embora o hábito de comer tarde possa interferir nos ritmos circadianos.

Nosso corpo adora padrões e harmonias. Seus ritmos circadianos podem ser influenciados também pelo horário de comer, então ter alguma harmonia neste aspecto, a começar pelo café da manhã, ajudará junto com a hora de acordar constante. Lembre-se: uma boa dieta não é necessariamente comer alimentos que ajudarão você a dormir bem (mas certamente trate de evitar aqueles que o impedirão de fazer isso); envolve a combinação de dormir bem a bons hábitos de sono e exercícios para que você se sinta no auge todo dia.

Exercícios

Embora muita gente considere o sono uma coisa natural na vida cotidiana, para mim é mais fácil ver a naturalidade dos exercícios por trabalhar com o pessoal do esporte. Os exercícios, afinal, são o seu trabalho.

Já falamos da importância de algum exercício como parte de suas rotinas pré e pós-sono para dar a partida no corpo e preparar você melhor para o tempo de sono. Além disso, um regime de exercícios regulares proporciona benefícios consideráveis a seu sono. Um estudo da Universidade do Estado do Oregon coloca em 65% a melhora na qualidade do sono com 150 minutos de exercício moderado a vigoroso por semana.[4] É improvável que você precise de um estudo desses para lhe informar os benefícios. Quando nos exercitamos durante o dia, tendemos a entrar em nosso kit para dormir com o corpo agradavelmente cansado e simplesmente adormecemos.

Uma verdadeira cultura de academia se desenvolveu na sociedade ocidental, certamente nos últimos vinte ou trinta anos. Só nos Estados Unidos, o número de sócios de academias e clubes de saúde aumentou de 32,8 milhões para 55 milhões desde 2000.[5] Muitas conferências sobre esportes e fitness em que falo ficam lotadas de gente que quica em camas elásticas, toma hormônios ou usa bicicletas ergométricas, e parece ávida pelo equipamento mais recente ou a técnica de exercícios em sua busca pela perfeição física. A inclusão da academia na nossa cultura é incrível, mas não é para todos — nem precisa ser.

Algumas pessoas simplesmente não se dão bem com a musculação. Preferem ioga ou Pilates, ou correr, pedalar ou nadar ao ar livre, ou participar de todo tipo de aulas de exercícios exóticos e mutáveis (inclusive ioga e Pilates, quando o clima permite). Todas também são excelentes opções, em particular ao ar livre, porque podem nos dar uma dose bem-vinda de luz do dia (dependendo da hora em que faremos isso).

Existem aqueles cuja motivação para conseguir e manter a aptidão física é praticar um esporte. O pessoal do esporte profissional recai neste campo, é claro. Eles podem adorar jogar futebol como ganha-pão, mas nem sempre adoram os treinos e o trabalho de fitness que acompanham o esporte, e não é incomum ver um jogador de futebol ou pugilista aposentado que relaxa na rotina e ganha alguns quilos. Para outros, é jogar golfe que os mantém em forma, ou jardinagem, ou sair para uma boa caminhada com o cachorro todo dia. Pode até ser ir ao trabalho de bicicleta em vez de pegar o ônibus.

A questão é que deve haver algo para todos quando se trata da atividade física. E outro grande benefício é que podemos usar o tempo que passamos nos exercitando para nos dar um tempo mentalmente, só nos desligar enquanto o cronômetro conta os quilômetros na esteira ou as voltas na piscina. Se conseguirmos nos dar uma pausa na tecnologia também, tanto melhor. Isto não precisa significar deixar o smartphone para trás, se você o usa para medir o progresso na corrida ou o status de Rei da Montanha no Strava. Pode significar apenas ajustar para "não perturbe", assim você não se envolverá com o mundo.

É melhor não fazer nenhum exercício extenuante perto da hora de dormir porque você precisará de tempo para relaxar da onda de adrenalina consequente e do aumento nos batimentos cardíacos. E esteja atento aos seus ritmos circadianos, se quiser estabelecer recordes pessoais: a maioria dos recordes mundiais no esporte, inclusive no ciclismo, é quebrada à tarde e à noite.

A recuperação de seus exercícios é fundamental. Divida em períodos de recuperação, hidrate-se e se alimente quando necessário, e use suplementos e truques naturais para ajudar. O conforto de seu kit para dormir torna-se ultraimportante se você pratica exercícios intensos e tem dores nas articulações e em braços e pernas. A superfície precisa ceder o suficiente para que não exacerbe alguma dor que o impeça de dormir ou o deixe se sentindo ainda pior pela manhã. Ter sua quantidade ideal de ciclos nesta noite e usar o CRP também são ideias sensatas.

Trabalho com Michael Torres, um especialista em fitness cuja empresa, a SHIFT Performance, está na linha de frente do setor de desempenho humano. Como ele diz: "Pessoalmente, minha visão da recuperação tem se ampliado com o passar dos anos, da integração de massoterapia ao monitoramento do sono e o estresse, e mais recentemente dedica-se ao sono como um sistema de recuperação.

"A recuperação é o denominador comum que afeta todas as coisas. Exploramos a recuperação como um elemento do programa de treinamento, não algo de fora do ciclo de treinamento. Este é o futuro."

Sonhos elétricos

Você acorda pouco antes de o despertador tocar. Levanta-se, desliga o despertador, abre as venezianas com *blackout*. O dia é glorioso. Você vai ao banheiro, esvazia a bexiga, depois vai à cozinha preparar o desjejum. Come do lado de fora, sentindo-se despertar aos poucos na luz do sol enquanto ouve o canto dos passarinhos. Toma um banho e se prepara para trabalhar. Sente-se alerta e bem, descansado e pronto para o dia que tem pela frente — está louco para que ele comece. Pega seu smartphone e verifica o app de sono para ver como se saiu na noite anterior. Ele lhe diz que foi uma noite de sono péssima. Sono leve demais, não teve o suficiente de sono profundo. Aos olhos de seu app, o dia foi praticamente anulado.

Os smartwatches, que registram informações como os passos dados, calorias queimadas e tipo de atividade, são um mercado imenso e crescente, e seu valor previsto em 2019 foi de mais de 5 bilhões de dólares (era de 2 bilhões em 2014).[6] Produtos como Fitbit e Jawbone tornaram-se nomes familiares a muitos e, com empresas como a Apple juntando-se ao mercado com seu Apple Watch, nunca fomos mais motivados em nossa busca por dados de apoio à nossa forma física e à saúde. Esses monitores, junto com vários apps disponíveis em smartphones, também alegam medir o sono.

Utilizar dados de desempenho é uma parte fundamental do esporte moderno e os smartwatches, como os produzidos pela Whoop, uma empresa americana que os faz sob medida para os atletas, têm seu papel nisto, em particular ao apontar o potencial para lesões quando um atleta pressiona demais. Os atletas às vezes reclamam de seu uso, porque sentem que não têm o controle completo dos dados, mas em geral o aceitam como parte do trabalho.

Quando se trata de dados de monitoramento do sono, porém, as coisas ficam um pouco mais turvas. Os atletas profissionais pensam, e com razão, que o tempo que passam longe do trabalho é deles e podem resistir a ter o sono monitorado. Se um atleta de elite sai com a namorada ou namorado no início da noite, mas vai dormir mais tarde, ele acha que é problema dele, e não do time ou do treinador. Este é seu tempo de privacidade e os atletas podem pensar que o empregador tenta controlá-los, se o monitoramento não é feito corretamente. Você pode até ter pouca solidariedade por esta situação, em vista de quanto ganham alguns atletas de elite, mas como você se sentiria se seu empregador lhe pedisse para usar uma pulseira de modo que monitorasse o que você faz toda noite? Isto pode ser mais pertinente para você do que imagina, porque as informações de monitores de atividade têm sido usadas em processos judiciais.

Quando trabalhamos com um time, pedimos aos atletas que usem os dispositivos por um período específico, depois *nós*, não o atleta, coletamos os dados. Não queremos nenhuma dúvida baseada nos dados entrando na cabeça deles de manhã cedo, como você não quer permitir que nenhum dado comprometa como se sente quando acorda. Assim, usamos os dados para aconselhar o atleta em termos práticos sobre como podem melhorar as rotinas de recuperação. Do mesmo modo como fazemos com os dados de atividade física, usamos os monitores para localizar alertas vermelhos nos hábitos de sono. Se houver sinais de riscos para a saúde, como um jogador exagerando, ou se houver um problema não diagnosticado, como apneia do sono, podemos fazer uma intervenção. Não estou ali para bancar o Big Brother deles.

O problema de muitos monitores e apps disponíveis para uso em casa é que dão suas informações por meio de um acelerômetro, que basicamente captura movimento. Mexer-se muito indica sono leve; nenhum movimento, sono profundo. Embora o dispositivo possa pelo menos garantir que todo o movimento seja seu, os apps, com seu telefone colocado estrategicamente ao lado da cama, não são tão precisos. Se a pessoa com quem você divide a cama se mexe, o app registra isso. Se seu cachorro pula na cama — por favor, não me diga que você divide uma sala de recuperação com um animal de estimação —, ele registra isso também.

É como ferramenta educacional que os apps podem ser de mais utilidade. Ajudei o Southampton Football Club a reformular seu app para os jogadores e a equipe técnica, introduzindo novas seções nos questionários a fim de avaliar melhor os hábitos de recuperação dos jogadores e lhes dar conselhos práticos e sob medida para melhorar os regimes.

A tecnologia de monitoramento do sono por meio de smartwatches é útil em alguns casos porque pelo menos consegue que as pessoas falem da questão do sono. Está abrindo alguma consciência e dando algum conhecimento limitado sobre as fases do sono e a importância do sono profundo. A realidade, porém, é que, depois que deixa de ser novidade, as informações dadas pelos dispositivos raras vezes têm impacto na vida das pessoas, e assim elas deixam de usá-los. Se você acorda sentindo-se renovado e pronto para o dia que tem pela frente, mas seu app diz que você dormiu mal, em quem você vai acreditar?

Só um polissonograma — em que são monitoradas coisas como atividade de ondas cerebrais, movimento ocular e movimento muscular — pode registrar com precisão as fases nos ciclos de sono. Mas os dispositivos certamente estão ficando mais sofisticados, medindo batimento cardíaco e temperatura, além do movimento. Um dispositivo chamado Zeo, uma bandana que mede sinais elétricos no cérebro, prometia medir as fases do sono com mais exatidão, mas não está mais comercialmente disponível.

A simples realidade é que, embora esta tecnologia possa dar alguma orientação de como você *pode* estar dormindo, você faria muito melhor se investisse em algumas das coisas de que falamos até agora no livro, se realmente quiser fazer algo concreto para melhorar a qualidade do sono. Atualizar seu kit para dormir, um simulador de amanhecer, cortinas com *blackout* e lâmpadas vermelhas para suas luminárias são usos melhores de seu dinheiro. E baixar um app de meditação em vez daquele que promete medir seu sono certamente é um uso melhor de seu tempo também.

O ataque tríplice

A imagem a que sempre volto quando examino o sono em conjunção com a dieta e os exercícios é de uma família italiana sentada em volta de uma mesa ao ar livre em um bosque de oliveiras. O sol brilha. Há frutas e vegetais frescos na mesa, um jarro de vinho tinto e algum queijo e pão fresco artesanal. A família inclui várias gerações, das crianças ao idoso na cabeceira da mesa, ainda vivaz e ativo em sua pele afetada pelo tempo, servindo o vinho, rindo e brincando com os netos. Acha que ele dorme bem enquanto cochila na sombra mais tarde?

Não há sinal de uma academia, com sua música de batidão e luz estroboscópica. É só uma família fazendo as coisas simples em seu próprio ambiente. Mas não importa se você mora em uma casa no subúrbio ou em um apartamento no vigésimo andar de um arranha-céu em uma cidade grande, se trabalha em horário comercial em um escritório ou em um canteiro de obra — *qualquer um* pode fazer a própria versão desta imagem. Você pode encontrar o regime de exercícios e atividade que funcione para você. Pode ter uma dieta saudável e balanceada. Não há necessidade de ficar obcecado com isso — ainda há espaço para uma fatia de bolo e uma taça de vinho quando quiser, e você pode integrar o programa R90 à sua vida, e assim se recuperar adequadamente e conseguir o máximo de cada dia. Porque, se você fizer isso direito, vai se sentir ótimo.

NOVE

Dormindo com o inimigo
Distúrbios do sono

A primavera está no ar. Rebecca recentemente passou a acordar mais cedo, às cinco horas, como parte de seu programa R90 sob medida.[1] O que pode ser mais surpreendente a ler é que ela está prestes a começar uma rotina de três ciclos.

Quando entrou em contato, Rebecca estava numa luta. Tinha um emprego de muita pressão no sistema bancário, mas morava à distância de uma caminhada do trabalho, assim podia ir para a academia de manhã cedo e ter um começo positivo em seu dia antes de trabalhar. Depois seu escritório mudou-se para o outro lado da cidade, o transporte aumentou várias vezes e ela parou de ir à academia. Não tinha tempo para isso.

Rebecca sempre teve o sono sensível, acordando muito durante a noite e com problemas respiratórios na forma de asma e alergias. Vive isso desde que se entende por gente. Depois que aquele ótimo começo energizante e eliminador de estresse do dia na academia saiu do quadro, ela começou a se sentir pior na vida cotidiana: fatigada e irritadiça, de mau humor e com pouca motivação, dependendo cada vez mais de cafeína e lanches açucarados para seguir em frente. Na época, ela lutava para conseguir dormir e acordava cada vez mais durante a noite, o que alimentava o ciclo vicioso de cansaço, irritabilidade, ânimo em baixa e falta de motivação.

Ela passou horas on-line pesquisando seus sintomas, tinha ido ao médico, até viu um especialista, mas eles foram incapazes de diagnosticar alguma coisa específica ou dar algo prático para usar na vida diária. Experimentou chás de ervas, banhos relaxantes e até auxiliares do sono que não exigem receita médica — depois remédios para dormir. Mas nada disso tinha algum impacto. Até seu parceiro começou a dormir no sofá-cama enquanto ela não se resolvia.

Quando ela entrou em contato comigo, primeiro lhe pedi para preencher o questionário de perfil de sono R90 que uso, projetado para dar um quadro completo da vida cotidiana da pessoa — o que está fazendo, quando e por quê. Não é cheio de perguntas de múltipla escolha do tipo, "Por quanto tempo você fica acordado durante a noite: 15, 30, 45, 60 minutos ou mais?", porque, francamente, quem diabos pode dar respostas com essa precisão? Em vez disso, faço perguntas com uma resposta definida, em geral apenas sim ou não. *Você tem consciência dos ritmos circadianos? Conhece seu cronotipo? Acorda durante a noite sempre?* Ela também mandou fotos do colchão e do ambiente para dormir. (Até por fotografias, a maioria das pessoas, como o jogador de futebol americano Rod e sua esposa do Capítulo 7, cuida para que o quarto esteja arrumado e com sua melhor aparência.)

Pude ver prontamente que Rebecca tinha um quarto grande, mas uma cama de casal padrão. "Já pensou em comprar uma cama maior?", perguntei. Ela dormia em um colchão de molas ensacadas com recheio natural. "E comprar algo hipoalergênico para sua asma?", sugeri. Rapidamente, ela ficou familiarizada com ciclos e ritmos, e logo começou a se sentir um pouco mais otimista com as coisas. Depois usamos este conhecimento para ajudá-la a ter alguns ganhos na vida.

Ela guardou os auxiliares para dormir. Estava acostumada a se levantar às seis da manhã e ir para a cama às dez da noite em uma noite "ideal", mas, como era do cronotipo M e com o verão não muito distante e as manhãs mais luminosas que traria, demos a ela uma hora de acordar constante às cinco. O sol terá nascido a essa hora, então não vai fazer mal a um cronotipo M fazer algo assim. Depois contamos regressivamente em ciclos de noventa minutos para lhe dar suas possíveis horas de dormir às 3:30, duas horas, 12:30 e 23 horas. Não é bom usar às 21:30 porque, com o horário de verão, o sol mal terá se posto a essa hora, e o impulso circadiano e a pressão do sono chegam ao auge mais tarde. Se ela precisa de cinco ciclos, podemos usar um cochilo ou sua hora de acordar terá de passar a ser 6:30.

Ela pode voltar a frequentar a academia e começar o dia com o pé direito. Está começando a se sentir melhor no trabalho e mais empoderada à medida que adota o próprio programa R90, fazendo compras para montar seu kit para dormir e melhorar o ambiente. Ela usa a hora de dormir almejada de 23 horas quando está cansada e cai no sono, mas ainda acorda no meio da noite. Pergunto se já pensou na ideia de que cerca de oito horas talvez não seja o certo para ela. Em vez de ficar deitada se revirando, talvez ela seja como o marinheiro que dá a volta ao mundo ou a CEO da Yahoo Marissa Mayer, que precisa de menos sono do que a maioria das pessoas.

Então, depois de se adaptar bem à sua nova hora de acordar, ela fica surpresa quando sugiro que comece a ir para a cama à 00:30. *Só três ciclos?*

Restrição

Quando a pessoa com quem trabalho me diz que acorda e se levanta durante a noite, é um alerta vermelho imediato. Não importa se for por cinco minutos ou uma hora — não quero você acordando em hora nenhuma durante a noite.

Grande parte do que abordamos nos Indicadores-Chave da Recuperação do Sono mostrou como se livrar do máximo de obstáculos na transição tranquila por nossos ciclos à noite. Falamos em todo este livro do potencial que o estresse e a preocupação com o sono têm para nos manter acordados, e pode ser útil enxergar isso em um cronograma mais amplo e saber que você pode fazer algo a respeito em suas horas de vigília para se adaptar.

Usar ciclos de noventa minutos no programa R90 nos dá nosso próprio polissonograma do tipo faça-você-mesmo, que podemos usar quando tivermos problemas com o sono. Se acordamos no início ou no fim de um ciclo durante a noite (olhar o relógio deve confirmar isto), então sabemos que, se não voltarmos a dormir razoavelmente rápido depois disto, podemos nos levantar, fazer algumas atividades pré-sono e tentar pegar o ciclo seguinte. Podemos ver o que pode ter nos acordado. Se for a ida ao banheiro, será que bebemos líquido demais no dia anterior? Consumimos mais cafeína no dia anterior? Há alguma coisa estressante acontecendo? Não existe nada de aleatório em nossa abordagem — só algum autodiagnóstico simples.

Se acordamos no meio de um ciclo, podemos nos levantar e pretender dormir no início do ciclo seguinte. Estamos no controle. Se acordamos cedo demais, no ciclo seguinte antes de nossa hora programada, podemos relaxar na cama até a hora de acordar determinada e daí começar o dia. Se este despertar pode ser atribuído a um incidente específico, podemos almejar uma hora de dormir um ciclo depois para que possamos dormir todos os ciclos, em vez de viver um sono interrompido. Se os problemas para dormir ainda persistirem, podemos nos voltar para o processo de restrição de sono.

A restrição de sono, em princípio, parece não ter sentido nenhum. Se você tem problemas para dormir, sente-se exausto durante o dia, como restringir o sono vai ajudar? Mas, na realidade, funciona com base em uma premissa muito simples: se você não dorme o suficiente, mas está desperdiçando seu tempo na cama tentando, vamos diminuir o tempo desse desperdício. Faremos com que este tempo na cama seja *eficiente*.

Então, como Rebecca, que almejava uma hora de dormir às 23 horas e a de acordar às cinco horas, ainda estava acordando durante a noite e lutando para voltar a dormir, vamos passá-la para uma hora de se deitar à 00:30 e ver como se sai.

Em geral, a maior barreira é psicológica. Depois de anos aceitando às cegas que devemos passar oito horas na cama por noite, é difícil reeducar a mente a aceitar que bastarão quatro horas e meia de sono. Mas o que será mais benéfico: três ciclos com transição tranquila com pelo menos uma boa parte das fases relevantes de sono (lembre-se: sua mente vai priorizar o REM, se você não tiver o suficiente dele), ou uma quantidade semelhante de sono interrompido e disperso por oito horas em que predomina o sono leve?

Rebecca pode ter dificuldade para ficar acordada até depois da meia-noite; ela naturalmente ficará cansada e vai querer dormir mais cedo. Mas é fundamental para ela resistir a isso. Fazer algum exercício leve, como sair para caminhar e tomar ar fresco, ajudará a animá-la para que ela consiga passar esse tempo. A chave é manter-se ativa até mais tarde, então ela não deve passar a noite toda no sofá na frente de uma televisão. A hora de acordar, como sempre, é uma constante.

Ela pode se sentir cansada durante o dia. É importante ter o máximo de rotina pré e pós-sono que conseguir (o ideal é de noventa minutos), usar seus intervalos a cada noventa minutos e o CRP quando necessários, e tomar o máximo de luz do dia durante esses períodos para lhe dar um reforço e reajustar o relógio corporal.

Com o programa R90, vemos nosso sono em cronogramas de sete dias, não de uma noite, e assim, se depois de sete dias ela ainda tiver problemas, podemos baixar outro ciclo, para uma hora de dormir às 2:00. Isto pode parecer inacreditável, mas é importante perceber que não pretende ser uma medida de longo prazo. Efetivamente trata-se de reajustar seu padrão de sono, levar você a fundo em termos do tempo em que consegue dormir com eficiência, para que possamos então reconstruir tudo.

Se um padrão de sono de 2 às 5 horas enfim funcionar com Rebecca, ela começará a ver alguns benefícios a mais. Enquanto cai direto no sono — em uma hora em que nosso impulso circadiano está em seu ponto mais forte — e continua nele solidamente por dois ciclos, ela logo descobrirá que não precisará mais de protetores auriculares, porque não está na fase de sono leve, do qual pode ser facilmente despertada. Até pode descobrir que está no grupo de pouco sono — que compõe 1% da população.

O que isso dá a Rebecca é uma base a partir da qual ela sabe que pode alcançar com confiança três horas ininterruptas de sono. Se você é do tipo que dorme profundamente seus cinco ciclos por noite, isto terá pouco significado para você; mas, para algumas pessoas, depois de anos de sono interrompido, é um ponto de partida incrivelmente poderoso. Nós a manteríamos assim por sete dias, monitorando, depois voltaríamos à hora de dormir à 00:30. Ou, se durante a adoção deste regime ela começou a ir à academia depois do trabalho para conseguir ficar mais tempo acordada à noite, podemos mudar sua hora constante de acordar para as 6:30. Esta é uma atitude positiva. Ela mudou a rotina, encontrando tempo à noite para a academia, porque agora vai se deitar mais tarde e está dormindo direto, sem interrupções constantes.

Ela se acostumaria com esta rotina por sete dias e, supondo-se que tenha dado certo, veríamos se daria para voltar, de forma que ela tivesse uma rotina de quatro ciclos. Das 23 horas às cinco horas (ou de 00:30 às 6:30) — seis horas por noite —, de repente, não parece tão ruim. Ela não sabia quanto sono conseguia, nem quanto realmente precisava, mas agora começa a enxergar.

A restrição de sono não é um processo imediato, portanto é decepcionante quando tenho clientes que me procuram depois de entrarem no regime de restrição em que, se dormiram uma noite direto, adiantam 15 minutos a hora de acordar; se não, acordam 15 minutos mais tarde. Segundo minha experiência, esta abordagem é errática demais e impõe muita pressão, deixando seus participantes sentindo-se entregues a um videogame cruel: consiga a noite certa se quiser passar para o próximo nível, mas, se você falhar, volte ao nível anterior.

Tão importante quanto lidar com o sono interrompido é minorar esta ideia de que uma noite é tudo. Por isso vejo ciclos por semana e prego um cronograma de recuperação de 24 horas por dia e sete dias na semana, porque não é justo conferir tanto à parte da noite. Quando o sono é restrito sem esses parâmetros e é conseguido uniformemente por uma amostra maior de sete noites em vez de apenas uma, então podemos procurar criar confiança, sabendo que é apenas uma noite em várias. Faz parte de uma mudança gradual da rotina, e não um desafio com punições e recompensas.

Insônia

A insônia é a mãe dos problemas para dormir. É a primeira coisa em que a maioria de nós pensa quando se fala dessa questão e parece improvável que a palavra apareça pela primeira vez tão tarde em um livro sobre o sono.

Na verdade, a insônia é uma palavra que descreve todo um leque de dificuldades para dormir em que o insone experimenta problemas para adormecer ou para continuar dormindo, e isto prejudica a capacidade de atuar nas horas em que está acordado. Segundo Chris Idzikowski, um de meus estimados mentores no setor e ex-conselheiro do UK Sleep Council, "a insônia é causada por hiperexcitação, um estado em que o cérebro da pessoa simplesmente está agitado demais para dormir".[2]

Para algumas pessoas, pode significar que um período de estresse, como um luto ou épocas complicadas no trabalho, leva-as a lutar com uma insônia de curto prazo. Para outras, existe o problema de longo prazo da insônia crônica, uma condição séria que pode não ter causas evidentes ou pode ser um sinal de outros problemas, como transtorno de ansiedade e depressão.

Um colega meu sofre de insônia crônica. Ele tem sorte se consegue dormir uma hora por noite. Quando a sofria no começo, seu corpo simplesmente não dava conta durante o dia: ele caía no sono em qualquer lugar, até na rua. Era literalmente um pesadelo ambulante para ele. Mas agora se adaptou e, embora a quantidade de sono não tenha melhorado, a capacidade de lidar com ele, sim. Nosso corpo e nossa mente se adaptam. Ele agora usa o tempo para fazer o trabalho de dois dias em um só, particularmente útil quando se trabalha com pessoas em diferentes fusos horários. Quando usamos nele um dispositivo de monitoramento do sono chamado Zeo, que nos permitiu monitorar os padrões de suas ondas cerebrais, pegamos o tipo de atividade associada com uma fase do sono... enquanto ele estava ocupado enviando e-mails. Para mim, isto sugere a possibilidade de o cérebro descansar de alguma forma enquanto ele está desperto durante a noite, mas seu diagnóstico é muito mais simples: o aparelho não funciona.

Esse tipo de insônia crônica, ou que sugere um problema de saúde mental, tem uma recomendação minha muito simples: procure um médico. Isto pede um diagnóstico clínico e atenção médica. Porém, para os que sofrem de outros tipos de insônia — que prefiro simplesmente pensar em termos de problemas para conseguir dormir, ou acordar durante a noite —, o programa R90 é uma ferramenta eficaz. As rotinas pré e pós-sono, a hora de acordar constante, a harmonia com o relógio biológico, o ambiente para dormir corretamente preparado, intervalos regulares e exercícios podem ajudar, e o processo de restrição de sono é um método usado não só por mim, mas também por profissionais de saúde de todo o mundo. Se isto não tiver sucesso, procure um médico; mas, em vista da carga de trabalho de muitos médicos, pode ser que eles simplesmente receitem algo que o ajude a dormir. E pode ser aí que seus problemas começarão.

As drogas não funcionam

Com todas as pressões, a adrenalina e o uso — e abuso — de cafeína nos esportes, é pouco surpreendente que exista uma cultura de uso de remédios para dormir em muitas equipes com que trabalho. Afinal, tudo que sobe tem de descer.

O mercado global de auxiliares para o sono foi estimado em 58,1 bilhões de dólares em 2014 e espera-se que chegue a mais de 80,8 bilhões em 2020.[3] Um relatório recente coloca o número de adultos americanos que tomam remédios para dormir em cerca de 9 milhões, com seu uso triplicando entre 1998 e 2006 naqueles entre 18 e 24 anos.[4]

O perigo do mau uso dessas drogas é significativo, com visitas às emergências de hospitais envolvendo o zolpidem (um hipnótico — uma droga que age no sistema nervoso, induzindo o sono — que é o ingrediente ativo de alguns comprimidos para dormir, como a opção mais popular da América, o Ambien), quase dobrando entre 2005 e 2010. Os comprimidos para dormir podem ser viciantes, e também induzir a perda de memória e o sonambulismo — com algumas histórias extremas de gente acordando depois de dirigir dormindo, com resultados catastróficos —, e podem permanecer no corpo por mais tempo do que você espera, afetando o equilíbrio, o estado de alerta e os tempos de reação no dia seguinte.[5] Certamente não são um potencializador de desempenho neste sentido.

Um estudo de 2012 que traçou uma ligação entre os comprimidos para dormir e a mortalidade e o câncer informou "riscos substancialmente elevados de morrer comparados com aqueles que não receberam hipnóticos", mesmo naqueles que tomam relativamente poucos comprimidos.[6] Assim, os riscos valem a pena? Um estudo das drogas Z — o grupo de hipnóticos a que pertence o zolpidem — informou uma melhora de apenas 22 minutos no tempo que os participantes levavam para adormecer, se comparadas com um placebo.[7]

As drogas não são a resposta a problemas persistentes do sono. São eficazes para ajudar em casos de insônia de curto prazo, como aquela provocada pelo luto ou por acontecimentos igualmente traumáticos, e o serviço nacional de saúde do Reino Unido recomenda que sejam usadas como tratamento por apenas quatro semanas. Porém, Kevin Morgan, do Centro de Pesquisa do Sono da Universidade Loughborough, diz: "A maioria das insônias clínicas é crônica, assim a maioria dessas drogas é receitada por mais tempo do que deveriam."

Mas por que se incomodar com uma receita? Muitos comprimidos para dormir estão prontamente disponíveis on-line sem a necessidade de receita médica, o que significa que as pessoas efetivamente diagnosticam os próprios problemas para dormir e estão usando drogas potentes e potencialmente viciantes sem a supervisão de um profissional médico. O *Great British Bedtime Report* do UK *Sleep Council*, em 2013, mostrou que, enquanto uma em dez pessoas consultou médicos a respeito dos problemas com o sono, o triplo deste número tomou remédios para ajudar a dormir.

Aqui está um conselho simples e claro sobre os auxiliares do sono: pare de usá-los. Já. A não ser que você tenha um diagnóstico de problemas para dormir ou de saúde mental e eles componham uma parte necessária de seu tratamento, não estão fazendo bem a você. Eles têm o poder de ser psicologicamente viciantes. Podem fazer parte de uma rotina pré-sono indesejada em que o usuário fica tão familiarizado com o hábito de tomá-los antes de dormir, que passa a se convencer de que não consegue dormir sem eles. Se tentar dormir sem essa muleta de que ficou dependente, a ansiedade aumentará e você continuará acordado com pensamentos inúteis, alimentando a ideia de que é dependente dos comprimidos.

Uma das primeiras tarefas que assumo quando começo a trabalhar com uma equipe esportiva é tirar os comprimidos para dormir dos atletas. O médico da equipe já pode ter tentado, mas suas palavras caíram em ouvidos moucos. Mas o médico sabe que estes medicamentos têm seu preço. "Eu preciso deles. Não consigo dormir à noite antes ou depois de uma partida", pode ser a resposta do jogador.

"Então, não se dê ao trabalho", digo. "Se não consegue dormir, encontre outro jeito de se recuperar. Faça meditação. Assista a um vídeo com os melhores momentos seus no esporte. Use o tempo com outras coisas." Ver a si mesmo em seu auge pode acalmar parte da ansiedade que impede que eles durmam, dando-lhes confiança para o desempenho iminente. Quando o atleta olímpico britânico Steve Redgrave não conseguia dormir antes de competir, isso não o preocupava. Ele competia, remava como um possesso, terminava em primeiro lugar e depois se recuperava.

Se você luta para dormir, por que não faz algo parecido para lhe dar alguma confiança e se sentir melhor com as coisas? Talvez você não tenha vídeos de seus melhores momentos, mas certamente pode tocar alguma coisa em sua cabeça, algo de onde tirar confiança. Será melhor do que pensar em não dormir. Levante-se, faça algo semelhante a outra rotina pré-sono — meditar, ouvir alguma coisa relaxante nos fones de ouvido — e veja se consegue dormir no início de outro ciclo (assim, se você estiver lutando para dormir por volta da uma da madrugada e sua hora de acordar é às 6:30, duas horas ou 3:30 seriam o ponto de entrada natural seguinte para dormir). Assuma o controle da situação e tome medidas proativas para resolvê-la.

Rebecca, mencionada no início do capítulo, usava auxiliares sem receita médica para dormir como tentativa de lidar com o problema.[8] Estas drogas foram responsáveis por 428 milhões de dólares em vendas nos Estados Unidos em 2016.[9] Os remédios para dormir sem receita, que em geral usam anti-histamínicos como ingrediente ativo, têm uso limitado isoladamente. O efeito placebo — *Estou tomando um comprimido; portanto, posso reduzir minha ansiedade com o sono* — pode ser poderoso, como se descobriu em ensaios com auxiliares mais potentes do tipo tarja preta, e muitas pessoas tendem a esquecer os passos que deram ao usar os auxiliares para dormir nas duas primeiras noites. Depois de reconhecerem que precisam de algo que as ajude a dormir, provavelmente reduzirão os elementos imprestáveis de seu estilo de vida naquela noite, como consumir álcool ou ficar fora até tarde, e talvez reduzir a ingestão de cafeína durante o dia. Elas podem continuar assim por uma ou duas noites e ter um sono melhor, mas depois revertem ao estilo de vida habitual, cujo produto se mostrará nada mais que um bálsamo de curto prazo. Um bálsamo de curto prazo ainda pode ser útil quando usado como parte de uma abordagem coordenada, naturalmente, e estes auxiliares para dormir certamente não devem causar os problemas que podem ser provocados por remédios mais potentes. Mas se você quer ver resultados mais constantes, o programa R90 é um auxiliar de longo prazo para dormir muito mais confiável que qualquer comprimido.

Jet lag

O primeiro avião de minha viagem à Austrália partiu do aeroporto de Birmingham às 21 horas. Tive uma refeição, vi um filme, depois apertei o botão para transformar minha poltrona em uma cama (a classe executiva era uma das vantagens de viajar para lá a trabalho) e dormi pelo restante do voo, pousando em Dubai às sete horas, horário local. Fiquei acordado o dia todo, encontrei-me com meu amigo Andy Oldknow, que mora em Dubai, jantei com ele e voltei ao aeroporto para um avião às duas da madrugada para Sydney.[10] Treze horas depois, tendo dormido no avião por algumas horas, pousei no início da noite. Cheguei a meu hotel, comi alguma coisa, relaxei por um tempo e fui dormir com o despertador ajustado para a parte da manhã, porque eu precisava estar em um estúdio de televisão às 11 horas. Eu vinha seguindo uma rotina bem normal, apesar dos saltos pelos fusos horários, e dormi profundamente à noite.

Pela manhã, eu me sentia bem — não totalmente, claro, mas tinha passado muito tempo viajando e sempre vai haver alguma fadiga residual (as viagens por longas distâncias, em si, são cansativas, em particular passando várias horas em um espaço apertado, e isto às vezes pode complicar a diferenciação dos sintomas de jet lag). Cheguei ao estúdio de TV com bastante tempo e, enquanto me preparava para minha participação, estava tudo bem... até que me desliguei completamente com as câmeras apontadas para mim. Na terceira tomada, eu nem conseguia falar. Tudo ficou nebuloso e parecia em descompasso com o que eu considerava uma versão normal da realidade. Eu não conseguia forçar a barra, então, depois de voar pelo mundo para fazer este trabalho na televisão, precisei voltar a meu hotel. Como diabos isso foi acontecer?

Quando viajamos uma longa distância para o leste ou oeste, atravessando fusos horários, nossos ritmos circadianos lutam para se sincronizar com o ciclo de luz e escuro do novo ambiente e experimentamos o jet lag. A evolução ainda precisa alcançar a invenção do motor a jato.

Os padrões de sono perturbados — problemas para adormecer e continuar dormindo — e o maior cansaço diário são os sinais comuns de jet lag. Ficamos alertas, depois cansados nas horas erradas enquanto o relógio corporal se adapta. A questão fica ainda mais complicada pelo fato de que, mesmo depois que o relógio biológico mestre no cérebro se adaptou ao cronograma de claro-escuro, os relógios individuais em nossas células e órgãos, controlados por nosso relógio mestre, precisam se recalibrar.

Quanto mais distante você viaja e maior a diferença de fuso horário, mais agudo deve ser o impacto. Como uma regra prática muito rudimentar, estima-se que levamos um dia para nos adaptarmos a diferenças no horário, mas isto afeta pessoas diferentes em graus diferentes. Podemos colocar um time de futebol profissional em um avião para o extremo oriente para um torneio promocional pré-temporada, com todos eles seguindo o mesmo regime e usando as mesmas intervenções, e metade dos jogadores pode estar bem para jogar um dia depois do pouso, enquanto os outros ficariam aniquilados. A verdade é que podemos tomar medidas para tentar nos preparar melhor para isso, mas não é garantia de que seremos poupados. Em minha viagem à Austrália, desfrutei do luxo da classe executiva, então fui mais capaz de dormir no horário certo do que se estivesse na apertada classe econômica, e consegui levar toda minha experiência com o sono — mas ainda assim desmoronei.

Aqueles de nós que estiveram de férias envolvendo longas viagens provavelmente tiveram jet lag, e ele pode perturbar o início de uma viagem, bem como nossa reintegração à vida cotidiana quando voltamos para casa. Quando estamos de férias, os sintomas podem ser indesejados; mas, se estivermos relaxando em uma praia, não causarão muitos problemas. Para as pessoas que viajam a negócios ou voltam ao trabalho depois das férias, porém, o impacto pode ser mais prejudicial. Os sintomas precisam ser administrados.

O tratamento mais eficaz para o jet lag, naturalmente, é o tempo. Os atletas para a Olimpíada do Rio não viajaram na véspera de seu evento, nem nenhum dos times de futebol chegou um dia antes da primeira partida da Copa do Mundo no Brasil em 2014. Eles chegaram com muito tempo para que seus ritmos circadianos se adaptassem ao horário de claro-escuro local. Se você puder pegar antecipadamente o avião para uma reunião ou ter um ou dois dias de folga do trabalho depois que volta de férias, isso ajudará, mas as exigências modernas das empresas e o alto valor que damos a nosso tempo anual de folga implicam que esta não é uma alternativa.

Na NBA e na NFL, os times precisam viajar por fusos horários dentro dos Estados Unidos para os jogos, e assim o jet lag pode ser importante em partidas em que times da Costa Leste jogam com rivais da Costa Oeste. Das exigências mais constantes de jogos da liga nacional, se comparados com eventos quadrienais como a Olimpíada e a Copa do Mundo, o tempo não está do lado deles, assim eles precisam usar outras medidas para combatê-lo.

Algumas empresas aéreas têm os próprios apps para jet lag ou conselheiros on-line, o que pode ser útil, mas, como sempre, a luz é nossa arma mais poderosa. Podemos usar a luz antes, durante e depois de nosso voo para reajustar o relógio corporal e ajudar a compensar os efeitos do jet lag. A adoção de uma rotina de pré-adaptação muito simples antes de pegar o avião permite que você tenha uma dianteira. Se você vai de Nova York a Londres, o que significa cinco fusos horários para o leste (cinco horas à frente), talvez precise *adiantar* seu relógio corporal para começar a combinar com o fuso horário de seu destino. Viajar para o leste em geral é considerado mais difícil do que a viagem ao oeste, e assim alguma preparação é especialmente recomendada quando vamos para o oriente. Você pode começar a adiantar sua hora de acordar e de dormir todo dia, por dois dias antes, usando a luz — natural ou de uma lâmpada luz do dia — mais cedo de manhã, e evitando a luz e almejando uma hora de dormir mais cedo naquela noite.

A mesma lógica se aplica à viagem contrária (de Londres a Nova York), com a viagem ao oeste implicando que você use a luz por uma hora no início da noite para ficar mais tempo acordado, assim você pode almejar uma hora de dormir mais tarde e uma hora de acordar mais tarde na manhã seguinte, antes de seu voo, para passar ao horário do destino.

No avião, use a luz se as horas de luz do dia de seu destino exigirem. Embora não exista a alternativa de levar uma lâmpada luz do dia na bagagem, você pode usar um produto como o Human Charger, um auxiliar para o jet lag que lhe dará luz por seus canais auditivos e não chamará mais a atenção do que se você estiver ouvindo música.

Adaptar-se ao novo destino significa evitar tanto a luz como a exposição a ela. Evite a luz no avião segundo as horas de luz do dia de seu destino — mantenha a cortina da janela fechada quando for dia do lado de fora, se puder, ou use máscara para os olhos ou até óculos escuros, que podem atrair alguns olhares estranhos dos companheiros passageiros (a não ser que você esteja na primeira classe, neste caso eles vão supor que você é famoso).

Depois de chegar ao destino, você pode continuar a se adaptar aos poucos, adiantando ou atrasando seu relógio todo dia, usando óculos escuros, *blackout* e ficando em ambientes fechados para evitar a luz, e recebendo a luz do dia nos horários certos, mas a essa altura você pode achar prático adotar as horas de luz do dia de seu destino. Se tiver problemas para dormir no destino e acordar no meio da noite, evite qualquer atividade que envolva luzes fortes; da mesma forma, durante o dia, certifique-se de que receba bastante luz e evite dormir o dia todo com *blackout*. Se você fizer alguns preparativos, os efeitos do jet lag não devem ser graves, nem vão durar muito.

A luz é particularmente benéfica se você estiver em um avião diretamente para uma reunião ou evento e não pode adotar as mudanças graduais em seu relógio corporal. Graças à sua capacidade de reforçar o ânimo e o estado de alerta, é possível usar dispositivos de luz do dia, bem como doses controladas de cafeína, para obter a disposição necessária para o evento principal; se você desabar depois que tudo acabar, não importa. A luz é uma arma muito mais eficaz contra o jet lag do que excesso de estimulantes com cafeína e o uso de comprimidos para dormir. Também é importante se cuidar no avião, mantendo-se hidratado e evitando o álcool, que não ajuda nada em seu sono.

A Associação Internacional de Transporte Aéreo publicou resultados em 2015 mostrando que o tráfego global de passageiros tinha aumentado 6,5% em relação ao ano anterior, assim nossa demanda por ele certamente não vai sumir. Se você costuma viajar de avião, tome algumas medidas para descobrir o que funciona para você, de forma que o jet lag não precise inibir seu desempenho. Mesmo que não viaje com frequência, estar afiado de volta ao trabalho no dia seguinte ao pouso só será possível se você se cuidar quando estiver em viagem.

Se alguns desses conselhos lhe parecem familiares, é porque lidar com o jet lag é muito parecido com o que fazemos todo dia quando usamos a luz para reajustar o relógio biológico. É o que fazem os cronotipos V na vida cotidiana para combater jet lag social. A luz é a ferramenta que podemos usar melhor em todo dia na vida para regular nossos ciclos de sono-vigília, estejamos ou não em uma longa viagem de avião.

O turno de trabalho noturno

Pense em quem trabalha à noite e você provavelmente vai conjurar imagens de turnos noturnos em uma fábrica, médicos e enfermeiros em um hospital, talvez até funcionários de um bar e os padrões cambiantes de seu trabalho. Mas a tecnologia e a cultura de trabalhar até tarde da noite implicam que todos somos culpados de usar o ocasional turno noturno.

Trabalhei com um jogador profissional de pôquer que passa as noites on-line em jogos com apostas altas. Este é um turno da noite que não vem imediatamente à mente. Ele precisa administrar os desafios de uma vida familiar à luz do dia em conjunção com seu trabalho, assim o desafio que enfrenta é o mesmo de médicos, enfermeiros ou operários de fábrica: como conciliar um estilo de vida que está em completo descompasso com nosso relógio corporal. Como discutimos lá no Capítulo 1, entrar em guerra com nosso corpo pode levar a graves repercussões a longo prazo, como afirma Russell Foster, diretor do Instituto de Neurociência Circadiana do Sono da Universidade de Oxford: "O sono perturbado, como nos turnos da noite, pode levar a uma multiplicidade de problemas, que vão de imunidade suprimida, maiores riscos de câncer, um risco maior de doença cardíaca coronariana e até distúrbios metabólicos, como o diabetes tipo 2."

Se você trabalha à noite, quando seu corpo naturalmente quer produzir melatonina e colocá-lo em um estado de sono, está ignorando a janela do sono onde se chocam impulso e necessidade. Quando chega em casa pela manhã, com o sol alto e sua pressão para dormir elevada, mas seu impulso circadiano em queda, você lutará para conseguir a qualidade de sono que teria à noite. Se voltarmos ao gráfico dos ritmos circadianos do Capítulo 1, veremos o espectro de funções que seu corpo naturalmente quer fazer em harmonia com o nascimento e o pôr do sol. Trabalhar em um turno da noite certamente não está ali.

Quando trabalhamos à noite, efetivamente temos de reajustar o relógio biológico para operar com o novo fuso horário em que nos encontramos, como fazemos com o jet lag. Com o programa R90, podemos pensar no uso da luz na forma de lâmpada luz do dia e simuladores de amanhecer junto com nossa janela de tempo — à noite, nas faixas do meio do dia e do início da noite, nossos intervalos de noventa minutos e nossas rotinas pré e pós-sono — para nos adaptarmos ao novo horário. Para os cronotipos V, esta mudança evidentemente será mais fácil.

Assim, quando chegarmos em casa pela manhã depois do trabalho, não iremos diretamente para a cama. Não é o que fazem as pessoas que trabalham durante o dia. Em vez disso, chegamos em casa, temos uma refeição (se *realmente* quisermos nos adaptar à noite, esta seria o jantar tradicional, e não o desjejum), e fazemos dessa hora o nosso "anoitecer". Se você tem filhos, pode passar algum tempo com eles antes de saírem para a escola, talvez até levá-los lá, assim você não fica completamente alienado das horas de luz do dia e de sua vida familiar.

Se você não tem filhos, pode simplesmente relaxar como faria no início da noite, talvez ver televisão ou ler um livro (mas uma taça de vinho pode parecer *um pouquinho* inadequada às oito da manhã). Faça com que sua rotina pré-sono comece noventa minutos antes da hora de dormir programada. É aqui que o *blackout* passa a ser ainda mais importante do que é à noite. Como um vampiro, você precisa que a luz do dia fique fora de seu ambiente para dormir, e, se possível, escureça o ambiente em que você passa a rotina pré-sono, assim o corpo sente que a noite está caindo.

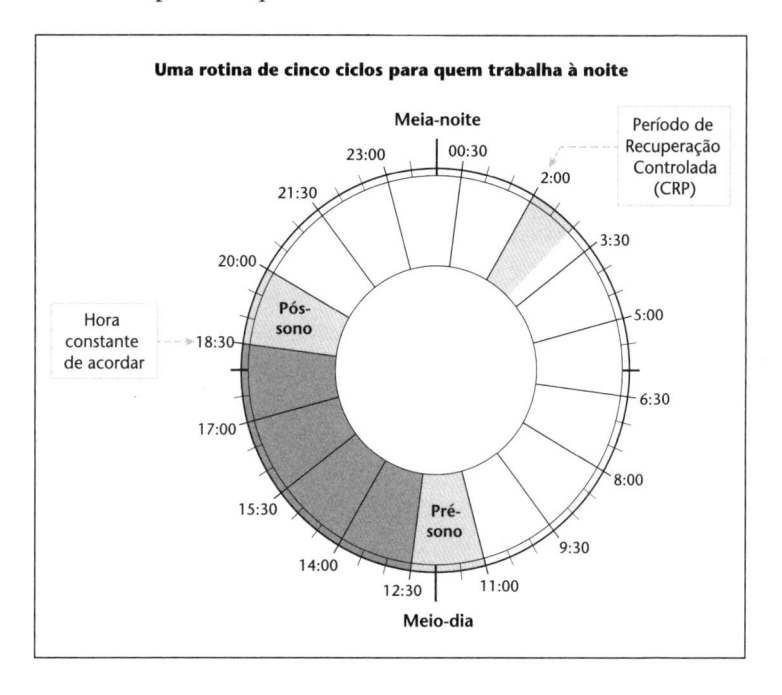

Uma rotina de cinco ciclos para quem trabalha à noite

Quando você está dormindo durante o dia, é importante usar a janela de CRP do meio do dia (das 13 às 15 horas) e a do início da noite (das 17 às 19 horas). O meio do dia é especialmente importante porque o impulso circadiano, espelhando o período de duas às três da madrugada, está em seu pico aqui. Se você puder, digamos, almejar uma hora de dormir às 12:30, isso lhe permitirá dormir e tirar proveito deste período. Ter cinco ciclos durante o dia é um desafio, pois o sono interrompido é muito comum, mas partir de quatro, levando você até as 18:30, permite que você use parte da faixa do início da noite.

A hora de acordar no início da noite também deve ser constante e ser acordado com a luz é ainda mais importante do que para quem trabalha de dia. Se sua hora de acordar é às 18:30, significa que estará escuro no inverno, assim você vai precisar dessa luz — compre um simulador de amanhecer. No verão, o maior desafio é bloquear a luz ao dormir. Assim que acordar, abra as cortinas ou venezianas com *blackout* e tome alguma luz do dia. Depois faça sua rotina pós-sono: esvazie a bexiga, alimente-se e hidrate-se, faça um exercício leve. Repito: se você tem filhos e/ou parceiro, reserve algum tempo aqui para ficar com eles. Você não estará se alienando inteiramente da vida cotidiana.

Quando chegar ao trabalho, a luz é fundamental. A luz artificial padrão é fraca demais, então você precisa de lâmpadas luz do dia, se possível. A luz azul não é tão mal colocada aqui, porque ajuda na supressão da melatonina. Você quer estar desperto nessa hora, afinal.

A janela óbvia para um CRP é por volta das duas, três da madrugada, a hora de sono mais profundo para quem tem um horário diurno. Use isto para um ciclo de trinta ou (se o trabalho permitir) noventa minutos. A cafeína pode ser um forte potencializador de desempenho para quem trabalha à noite, mas lembre-se de que o limite diário ainda é válido: 400 miligramas, e não se esqueça de que a meia-vida da cafeína é de seis horas. Quem trabalha à noite corre um risco maior de obesidade, portanto a dieta e os exercícios também são importantes.[11]

Atenha-se a isto diariamente e, à medida que engana o relógio corporal a se adaptar a um novo ciclo de sono-vigília, você pode sentir, como quando se adapta a um novo fuso horário, que conseguiu no fim da semana. Porém, para muitos que trabalham à noite, isto acontece quando tentam reverter às horas de luz do dia para se relacionar com familiares, amigos e oportunidades sociais. Pior ainda, os que têm padrões cambiantes de horário de trabalho estão efetivamente mudando constantemente para diferentes fusos horários, então sempre estão fora de sincronia com o ambiente. Esses ajustes constantes mostraram um impacto na saúde. Um estudo de mais de 70 mil enfermeiras de turnos noturnos por um período de mais de 22 anos revelou que aquelas que trabalhavam em turnos rotativos por mais de cinco anos tinham uma probabilidade maior de morrer precocemente e de doença cardíaca, enquanto as que trabalhavam nesses turnos por 15 anos tinham uma possibilidade maior de morrer de câncer de pulmão.[12]

Este ajuste constante claramente é ruim para nossa saúde, com aqueles em turnos rotativos demonstrando mais problemas do que os que trabalham permanentemente à noite. Embora o programa R90 lhe permita pelo menos tentar administrar as dificuldades inerentes do trabalho noturno, há uma decisão a ser tomada a longo prazo: quanto tempo está disposto a continuar assim? Cinco anos? Dez? Toda a sua vida profissional? Para muitos, há poucas opções quanto ao horário de trabalho, mas, onde existe alternativa, essas são as perguntas que você precisará fazer a si mesmo mais cedo ou mais tarde.

Até meu cliente, o jogador profissional de pôquer, que gosta dos benefícios de trabalhar em casa para que possa fazer o CRP à noite, quando ele quer (e o jogo de pôquer permitir) e não precisa viajar, um dia terá de tomar uma decisão, porque enganar o relógio tem seu preço. Sempre tem.

A guerra no inverno

No início do capítulo, Rebecca experimentava uma nova hora de acordar às cinco. Com a primavera a caminho e os relógios sendo adiantados na maioria dos estados norte-americanos no segundo domingo de março, a luz a mais e as horas à luz do dia ajudaram Rebecca a fazer esta mudança com mais facilidade. Mas será que ela ficaria tão entusiasmada com a ideia se estivéssemos falando em outubro, com o inverno chegando?

No primeiro domingo de novembro de cada ano, os relógios na maioria dos estados norte-americanos voltam uma hora (na *primavera* são adiantados, no inverno são *atrasados*), o que, junto com as noites mais escuras já crescentes que trazem o inverno, significa que o anoitecer fica ainda mais escuro. O horário de verão foi introduzido durante a Primeira Guerra Mundial em uma tentativa de conservar combustível na Alemanha, e a Europa e os Estados Unidos logo seguiram o exemplo — só se tornou um padrão federal nos Estados Unidos nos anos 1960, em um esforço para padronizar o tempo no setor de transportes. Embora o horário de verão não esteja em vigor de novembro até o início de março, existem muitos que defendem a ideia de continuar neste horário o ano todo. Um relatório de 2008 do Departamento de Energia dos Estados Unidos estimou que estender o horário de verão por quatro semanas representaria uma economia de energia suficiente para abastecer 100 mil lares por um ano.[13] Mais de uma dúzia de estados americanos debateram a observação do horário de verão o ano todo.[14] Enquanto isso, na Grã-Bretanha, a Real Sociedade para a Prevenção de Acidentes (RoSPA) estima que o anoitecer mais claro "teria o efeito líquido de poupar 80 vidas e 212 lesões graves por ano", e haveria um aumento nas atividades de lazer no início da noite, ajudando a combater a obesidade, em particular entre os jovens. Também se pensou que o transtorno afetivo sazonal, que afeta 1,6 bilhão de pessoas em todo o mundo, tem relação com as transições do horário de verão e pode ser reduzido com uma hora a mais de luz do dia.[15]

O transtorno afetivo sazonal ocorre quando a pessoa que tem uma saúde mental ótima sofre sintomas associados com depressão em um período regular e recorrente de cada ano, em geral no inverno. A verdade é que quase todos nós sofremos algum tipo do que chamamos de "depressão do inverno". O ânimo e a motivação tendem a cair no inverno, parece mais difícil se levantar pela manhã, está escuro e frio (ou pelo menos mais frio, mesmo que você more no sul dos Estados Unidos), nossos hábitos alimentares podem mudar para alimentos "reconfortantes" ricos em carboidrato em vez de saladas frescas e refeições leves de verão, e, quando vemos o reino animal, a ideia de hibernar não parece tão ruim. Em vez disso, muitos de nós passam pelas próprias formas de hibernação no inverno: voltamos para casa direto do trabalho, ficamos mais entocados à noite e, nos fins de semana, fazemos menos exercícios porque nosso ânimo e a motivação estão baixos. Os números de audiência da TV chegam ao pico nos meses de inverno.

Em toda minha carreira nos esportes, ainda não conheci um atleta que não seja afetado por esta mudança nas estações. Existe um impulso de reduzir a atividade, como existe para aqueles que ficam em ambientes fechados e assistem mais à televisão em casa; mas nos esportes como o futebol, o basquete e o hóquei, com temporadas regulares se estendendo do outono ao inverno, isto simplesmente não é uma alternativa.

Além do clima frio, que pode nos deixar indispostos a pegar a condução de manhã, o principal obstáculo que enfrentamos no inverno é a falta de luz. A síntese de serotonina pode ser perturbada, mais melatonina pode ser produzida e nosso relógio biológico, que depende da luz para se regular, pode ser afetado, tirando o ritmo circadiano dos trilhos.

Obviamente o entardecer escuro tem grande papel nisso. Os jogadores de futebol tendem a treinar ao ar livre (mas passam muito tempo na academia fechada também), então vão receber alguma luz durante o dia, mas a maioria de nós fica em espaços fechados. No verão, não tem problema porque vamos para casa com a luz do dia e podemos passar o entardecer ao ar livre. Mas no inverno trabalhamos o dia todo em ambientes fechados e vamos para casa no escuro.

Sair à luz do dia pela manhã, quando temos intervalos, e na hora do almoço é essencial nesta época do ano, mesmo que esteja frio do lado de fora. Invista em produtos luz do dia para ajudar. Introduzi lâmpadas luz do dia nos clubes de futebol e rúgbi com os quais trabalho, e você pode fazer o mesmo em sua casa e no escritório.

Provavelmente você se sente mais cansado no entardecer escuro quando chega do trabalho, então use a faixa do início da noite para um CRP. Tome uma rajada de 15 minutos em uma lâmpada luz do dia, seja durante ou depois de seu cochilo, ou dê a si mesmo um reforço para aproveitar mais o anoitecer.

Atormente seu departamento de RH no trabalho para que providencie uma lâmpada luz do dia para sua mesa, se o inverno para você é uma luta. Seus colegas não vão notar — suporão que é apenas outra luminária — quando você a instalar durante o marasmo do meio da tarde. Use seu CRP do meio do dia. Seu empregador desfrutará dos benefícios de um funcionário mais feliz e mais produtivo.

Dê de presente a si mesmo um produto para sua casa, assim você pode desfrutar dos benefícios do ânimo e da motivação elevados, e pode descobrir que pegar o controle remoto da televisão não é seu primeiro instinto ao anoitecer — talvez você vá para a academia ou encontre os amigos para jantar, no fim das contas.

Bom de cabeça

O superastro de Hollywood Will Smith, metido em um terno cinza e exibindo um sotaque nigeriano no papel de dr. Bennet Omalu no filme *Um homem entre gigantes*, escreve furiosamente em um quadro branco em um escritório com uma plateia de outros dois médicos. Ele descreve os perigos de uma determinada posição de jogar com a lógica objetiva que traz a perícia médica de seu personagem, e não com a perspectiva de um torcedor: "É uma tempestade incessante de golpes subconcussivos, a cabeça como uma arma em cada jogada de cada partida e cada treino do time desde que era um garotinho até ser universitário, culminando em uma carreira profissional aos 18 anos. Segundo meus cálculos, Mike Webster levou mais de 70 mil golpes na cabeça."

Ele fala de forças G equivalentes à força de ser atingido na cabeça por uma marreta e do cérebro de Webster sendo asfixiado e o deixando irreconhecível até para si mesmo. No clímax dramático da cena, Will Smith olha para a câmera e diz: "Não entendo de futebol americano, nunca joguei, mas estou lhe dizendo, o futebol americano matou Mike Webster." O dr. Bennet Omalu é um patologista nigeriano-americano que descobriu a encefalopatia traumática crônica (ETC), doença cerebral degenerativa causada por golpes repetidos na cabeça, no ex-jogador da NFL Mike Webster, que lutou com a doença mental antes de morrer.¹⁶ Embora a NFL tenha sido lenta para aceitar as descoberta de Omalu — e filme e livro baseados nisto detalham sua luta —, em março de 2016 ela pelo menos admitiu uma ligação entre o futebol americano e a ETC. Isto pode ter ramificações imensas não só para aqueles que se aposentaram do esporte e os que jogam agora, mas também para o futuro do esporte, porque os pais, já preocupados com os riscos de lesão física, agora contemplam também a ameaça muito real de doença cerebral para seus filhos, os aspirantes a jogadores de amanhã.

O futebol americano não é o único esporte em que isto tem sido levado a sério. No pugilismo, os golpes repetidos na cabeça são praticamente o sentido do esporte — a acertadamente batizada de demência pugilística, uma espécie de ETC, foi reconhecida muito antes da descoberta de Omalu —, e no rúgbi, o equivalente britânico mais próximo do futebol americano, a concussão e a lesão na cabeça são um tema quente. E é em parte por isso que estou envolvido neste esporte.

Tenho trabalhado com clubes e organizações para o bem-estar de jogadores nos dois códigos do rúgbi profissional no Reino Unido, união e liga. Com esta última, fui contratado para treinar todos os jogadores durante a Superliga, enquanto na união tenho feito coisa semelhante com vários clubes e com a Associação de Jogadores de Rúgbi, bem como trabalhando com a seleção inglesa, inclusive aconselhando-os sobre estratégias de recuperação durante a turnê na Austrália em 2016, em que eles fizeram história ganhando uma série ali pela primeira vez.

Embora "a cabeça como uma arma" não faça parte do jogo da mesma forma que na NFL, os choques e o risco de lesões na cabeça e concussão fazem, e muito. À medida que os progressos no esporte continuam e os jogadores usam esses ganhos para ficar mais rápidos, mais aptos e mais fortes, os golpes simplesmente ficam mais potentes.

O jogador de rúgbi da união Alex Corbisiero, que tirou um ano de folga do esporte em 2016, no que devem ter sido seus anos de auge como jogador, disse ao jornal *The Guardian*: "Eu estava física e mentalmente esgotado depois de dez anos de rúgbi em tempo integral. A intensidade, o contato físico, as lesões e a pressão que eu impunha a mim cobraram seu preço. Eu sabia que, se quisesse voltar a jogar rúgbi, precisava parar por um tempo."

Como é tão comum no esporte profissional atual, os cronogramas no jogo são incrivelmente exigentes e muitos sentem que espremem jogos demais em um período muito estreito, sem o tempo necessário para a recuperação. Como coloca Christian Day, presidente da Associação de Jogadores de Rúgbi, "mais cedo ou mais tarde, alguém precisa dizer, 'Olha, vamos destruir esses caras'. Eles vão se aposentar quando tiverem trinta anos; aos 45, não conseguirão andar. Só espero que alguém no topo do esporte esteja planejando".

Não posso mudar a natureza do esporte deles — isto cabe à federação esportiva e, como a NFL descobriu, não é uma proeza fácil quando estão envolvidos patrocinadores e a venda de transmissão para TV. Assim, embora os horários de jogos e de treinamento continuem apertados, e ainda que os golpes continuem a chegar com uma intensidade feroz, só o que posso fazer é mostrar aos jogadores o programa R90 e educá-los sobre como podem gerir a vida para se recuperar com mais eficiência, de modo que não façam nada para exacerbar o problema. Quando se trata do potencial para repercussões mentais e físicas de longo prazo do esporte, só o que todos os jogadores realmente podem fazer para se defender é agregar o máximo de ganhos marginais nos cuidados com o corpo e com a mente, além de seguir o exemplo de Corbisiero e tirar um período sabático, o que simplesmente não é uma alternativa para a maioria. A carreira, afinal, é curta.

Embora cabeças rachando não sejam um risco de saúde no local de trabalho para a maioria de nós, o lado mental das coisas é. Estresse, estafa, depressão e ansiedade são problemas que muitos enfrentam ou podem ter vivido graças ao ritmo frenético da vida, e doenças como Alzheimer e demência senil podem estar esperando por alguns de nós lá para a frente, como a ETC para os jogadores de futebol americano, se não reformarmos nossa abordagem à recuperação.

O sono e a doença mental estão inextricavelmente relacionados. A depressão e os distúrbios de ansiedade incluem um elemento de perturbação do sono — como também doenças psiquiátricas, como transtorno bipolar e esquizofrenia —, e, embora atletas profissionais sejam afortunados em muitos aspectos por terem frequentemente uma equipe médica de primeira linha à disposição e que fica de olho neles, a triste realidade é que ainda existe muito estigma ligado à admissão de problemas de saúde mental nos esportes e em toda a sociedade. Os atletas em geral escondem seus problemas e sua luta, como muita gente faz nos empregos todo dia, sem procurar a ajuda de que precisam.

Embora eu possa ajudar uma pessoa a administrar seu sono perturbado por períodos de ansiedade e estresse, quando se trata de coisas como depressão e doença mental, é necessário ter a ajuda médica correta. Afinal, a abordagem clínica serve para tratar pacientes.

De muitas maneiras, nossas práticas de trabalho atuais podem remontar à invenção da lâmpada elétrica, que nos abriu a noite. Agora precisamos de outro momento de eureca para redefinir nossa abordagem ao trabalho e ao descanso. Empresas como a Google estão na liderança das reformas para o bem-estar e o horário de trabalho flexível, mas nem todos nós temos a sorte de trabalhar para essas organizações; por isso é tão importante assumir você mesmo a responsabilidade e adotar o programa R90, se quiser gerir as exigências crescentes do mundo de hoje — e cuidar de si mesmo, prevendo o mundo do futuro.

DEZ

O time de casa

O sexo, os parceiros e a família moderna

A primeira vez que fui ao clube de futebol Arsenal, em Londres, foi para falar com todo o time sobre o sono e recuperação. Eu tinha conhecido Gary Lewin, fisioterapeuta do clube, ao trabalhar com a seleção inglesa, e ele me recomendou ao técnico, Arsène Wenger.

Embora meu envolvimento com o Manchester United tivesse acontecido de uma forma orgânica e informal, com a receptividade de Alex Ferguson à carta especulativa que mandei permitindo-me ajudar Gary Pallister, originalmente, depois aumentar meu papel para trabalhar com o restante do time, eu não pensava muito no que isso poderia me levar. Mas enquanto viajava a Londres a trabalho, me deu o estalo de que eu estava prestes a me tornar um *coach* de sono dos dois maiores clubes de futebol da Inglaterra, bem como da seleção. Como eu estava no início de minha carreira nos esportes, com tanto ainda a aprender, a percepção foi empolgante — mas me deixou meio nervoso também, então levei meu filho James para me dar apoio.

Na sala de reuniões do centro de treinamento do clube em London Colney, perto de St. Albans, em Hertfordshire, diante de todo o time principal, Gary Lewin me apresentou. Comecei minha apresentação explicando aos jogadores as técnicas e aspectos relevantes do sono que, embora ainda rudimentares, eram os primórdios do programa R90. Lá pelo meio da apresentação, eu demonstrava alguns produtos quando dois jovens jogadores perguntaram se podiam experimentar uma das superfícies para dormir.

— Claro — falei.

Eles devem ter pensado: *Vamos nos divertir um pouco com isso.* Minha apresentação ameaçava cair no caos. Os dois dirigiram-se à superfície para dormir... e começaram a brincar, como fazem os garotos, levando todos na sala às gargalhadas, até que um jogador se levantou e disse:

— Já chega!

Todos na sala pararam e o olharam.

— Estamos aqui para ouvir — disse ele —, então vamos fazer silêncio.

Este era Thierry Henry, que um dia iria jogar no Red Bulls de Nova York. Obrigado, Thierry.

O sexo antes do grande jogo

Os pugilistas podem ser alertados a se abster na noite antes de uma luta, jogadores de futebol antes da partida e um corredor antes da competição, mas existem evidências conflitantes sobre se o sexo inibirá o desempenho. Para alguns atletas, pode até ajudar. *Você* se abstém de sexo na noite antes de um grande evento em sua vida?

Isto era algo que sempre fascinava um amigo íntimo e colega meu, Nick Broad.[1] Ele era diretor de ciência do esporte no Chelsea Football Club e acreditava que o sexo podia ser usado com muita eficácia para um jogador com a abordagem (pessoal) correta.

O bom sexo é um jeito incrivelmente prazeroso e poderoso de reduzir o estresse, a ansiedade e as preocupações. Permite que nossa mente se concentre em uma ação excitante e espontânea, perdendo-nos no momento. Pode fazer com que nos sintamos amados, desejados e seguros. É uma forma natural de exercício — quanto mais regular, melhor —, e seu prazer pode proporcionar uma sensação calorosa e relaxante de bem-estar. E, em particular para os homens, parece ser a plataforma perfeita para mandar alguns de nós direto para o sono.

Colocado desta forma, o sexo parece uma rotina pré-sono em que todos podemos embarcar. Mas a ideia de usá-lo como rotina pode matar a paixão. Sua cama serve, primeiro, para dormir e, segundo, para o sexo, e assim não restrinja sua vida sexual exclusivamente à cama. Use a imaginação, mantenha as coisas renovadas e excitantes, e permita que sua mente faça a associação mais forte entre a cama e o sono. Você pode fazer sexo em qualquer lugar (desde que não se meta em problemas).

Mas o sexo nem sempre é bom. Alguém do casal nem sempre pode estar no clima, o que pode inspirar sentimentos de rejeição ou pressão para se sair bem, ou alguém pode ficar insatisfeito no fim, enquanto o outro adormece, despreocupado. Os parceiros podem ficar ansiosos, infelizes e esgotados pelo sexo, e isto pode ter seu preço no relacionamento.

E há a questão de o sexo esgotar fisicamente. Se você não se entrega a várias horas de ginástica na cama que interfira em seus ciclos de sono almejados, é improvável que ele tenha muito impacto físico. Clemens Westerhof, um holandês que conseguiu algum sucesso dirigindo a seleção de futebol da Nigéria, coloca melhor essa questão: "Não é o sexo que cansa os jogadores. É ficar a noite toda procurando por ele."

Talvez a melhor pergunta que qualquer um de nós deva fazer a si mesmo antes de um grande evento é que efeito provável ele terá em nós. Se é um sexo bom, com a eliminação do estresse, o reforço no ânimo e os benefícios do relaxamento, então é provável que ele nos dê alguma válvula de escape das preocupações do evento do dia seguinte e nos ajude a ficar em melhores condições para dormir e acordar revitalizados. No entanto, se é ruim, com a ansiedade nos deixando acordados à noite, certamente é melhor se ater à regra "nada de sexo antes de um grande jogo".

Talvez a última palavra sobre o assunto deva vir de alguém com uma amostra maior do que muitos ensaios clínicos são capazes de produzir — o lendário astro do futebol do Manchester United, George Best. "Nunca achei que tivesse algum efeito em meu desempenho", disse ele certa vez. "Talvez seja melhor não fazer uma hora antes, mas na noite anterior não faz diferença."

Você vem sempre aqui?

Onde os atletas vão diferir de nós, reles mortais, depois que eles fazem sexo na noite antes de um grande evento é que, em vez de se virar para dormir, eles se levantam e se retiram para um cômodo diferente para passar a noite em seu kit para dormir pessoal, de solteiro. O sexo antes de um grande jogo é ótimo e tudo o mais, mas comprometer a recuperação por ter uma parceira deitada a seu lado? Não é uma opção, nem vale a pena pensar nisso, para muitos atletas de elite. Para eles, tudo se trata de administrar o risco da recuperação.

O papel que um parceiro constante pode ter em nosso sono é imenso. Quando abordamos cada um dos Indicadores-Chave da Recuperação do Sono, inicialmente agimos pensando apenas em nós mesmos. Mas quando trabalho com alguém como Rebecca, citada no Capítulo 9, cujo parceiro dorme no sofá-cama enquanto ela tenta recuperar algum controle do sono, sei que, depois que ela chegar ao tipo de estabilidade em sua rotina na tela em branco de ter só a si mesma na cama, teria de traçar o perfil de sono do parceiro, porque quem sabe o que eles estão levando para a sala de recuperação que possa criar problemas?

Em um levantamento, 17% das mulheres e 5% dos homens contaram que a perturbação do parceiro afetava seu sono.[2] Ronco, apneia (em geral é o parceiro que percebe isto), monopolizar o cobertor, levantar-se no meio da noite e se remexer são todos fatores que um parceiro pode estar levando para a cama. Mas também existem questões mais sutis em jogo, que podemos não ter considerado antes e que podem ter impacto, como hora de dormir e de acordar diferentes. Ir para a cama quando um parceiro já está dormindo pode perturbá-lo, assim como quem se levanta mais cedo pode perturbar o sono do parceiro que tenta dormir até mais tarde.

É improvável que a cantada "Você é canhota ou destra?" rivalize em popularidade com "Você vem sempre aqui?", mas certamente terá um grande efeito em seu sono, se o relacionamento chegar a algum lugar. Quando adormecemos de frente para alguém ou aconchegados, não importa o quanto estejamos apaixonados, um de nós por fim vai "piscar" primeiro e se afastar do outro para nosso espaço pessoal.

Nem nos lembramos de fazer isso, mas respirar o ar de outra pessoa é uma perturbação, e nos afastamos intuitivamente.

Dormir com alguém tem benefícios pré e pós-sono, mas em um mundo ideal faríamos o pré-sono juntos, depois iríamos para nossos espaços de dormir individuais, onde dormiríamos sem ser perturbados. Depois nos levantaríamos e desfrutaríamos do pós-sono plenamente recuperados e felizes para nos relacionar com nossos parceiros e tocar o dia. Dormir separadamente é natural para nós — fazemos isso em nossos anos de formação. Talvez os quartos do futuro possam incluir esta característica.

Nossa posição de dormir ideal é a fetal, deitados sobre o lado não dominante (os destros dormem sobre o lado esquerdo e vice-versa), que tem um efeito mais forte na garantia psicológica de proteger o coração, os órgãos internos e os genitais. Se você dorme sozinho, não importa onde se deita na cama; mas fica mais complicado quando um parceiro está envolvido. Claramente existe um lado preferido da cama. Se você ficar ao pé da cama, olhando-a de cima, então o lado direito é a posição preferida dos destros e o lado esquerdo, dos canhotos.

Nestas posições, as duas pessoas estão deitadas do lado correto do corpo para dormir, e de costas para o parceiro, com espaço, assim não há obstáculo na frente que os incomodem. Se você é canhoto e seu parceiro é destro, vocês foram feitos um para o outro, neste sentido.

Mas se ambos na cama são ou destros, ou canhotos, então alguém vai dormir do lado errado da cama. O destro sobre o lado esquerdo ou o canhoto sobre o lado direito estará orientado para o *meio* da cama e para as costas do parceiro, expondo-o à possibilidade de mais perturbação. E se ele fica de costas na cama — se, por exemplo, "pisca" primeiro, adormecendo em um abraço romântico —, está dormindo sobre seu lado dominante. O lado não dominante do corpo é menos sensível, assim é mais fácil ficar na mesma posição a noite toda enquanto dorme.

Então, qual é a solução — trocar seu parceiro por outro mais adequado? O amor é cego, segundo dizem, e certamente não enxerga nossos lados dominantes. Em vez disso, esteja ciente de que você dorme sobre seu lado errado e tente facilitar as coisas para a pessoa. A maior cama que pode caber em sua sala de recuperação pode ser primordial aqui (uma *king* é simplesmente o tamanho *mínimo* para dois adultos), e, se você se revira ou se levanta no meio da noite, esteja consciente de que seu parceiro provavelmente está de frente para você e é mais provável que você o incomode.

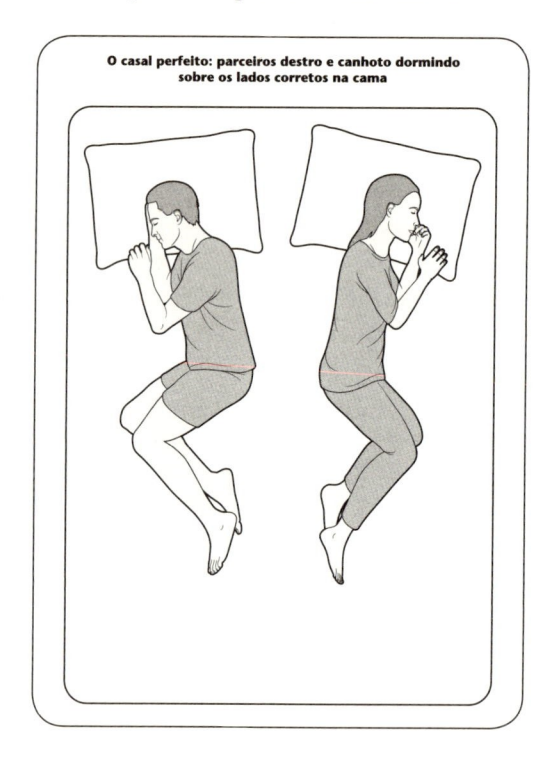

O casal perfeito: parceiros destro e canhoto dormindo sobre os lados corretos na cama

Entender o quanto podemos perturbar o sono do parceiro nos permite adotar novas filosofias quando fazemos coisas como procurar uma casa nova para comprar ou alugar. Priorizamos o tamanho do quarto principal, cuidando para que nele caiba uma cama *king*. Já cozinhei em cozinhas de todas as formas e tamanhos e tomei banho em banheiros pequenos, mas, com uma parceira na minha vida, preciso de um quarto que comporte uma cama com tamanho suficiente para ser dividida por dois adultos.

Quando um grande evento está no horizonte — a maratona ou o triatlo para o qual você esteve treinando, o projeto que está preparando, ou até o bebê que você espera —, você também pode fazer o que fazem os atletas e tirar seu parceiro da equação. Vá para o quarto de hóspedes ou arme uma cama temporária — um colchão de ar, um colchonete ou o sofá-cama — na sala de estar. A gravidez, em particular nos últimos estágios, pode causar muita perturbação para o sono de uma mulher porque ela luta para se colocar confortável durante a noite e pode ser benéfico para ambos, a mãe gestante e seu parceiro, dormirem separadamente. Uma cama *king* pode ser para duas pessoas — mas três, desta vez, pode ser demais.

Quando Roger Federer joga em Wimbledon, contam que ele aluga duas casas vizinhas: uma para a esposa e os filhos, outra para a equipe. Ele não dorme na casa da família. Os atletas com quem trabalhei antes dos Jogos Olímpicos do Rio em 2016 tinham os próprios kits para dormir R90 portáteis, e assim tinham a opção de dormir sozinhos.

Neste sentido, a cama pode se tornar uma espécie de santuário para um casal relaxar, fazer sexo, se quiser; mas, no momento em que se viram e vão dormir, o atleta sai e se retira para o kit para dormir. Isto reduz a quantidade de possíveis perturbações ao que você leva para a cama sozinho, uma abordagem de ganhos marginais para seu evento — e seu relacionamento. Assim, da próxima vez que ler sobre um casal de celebridades ou ouvir sobre amigos dormindo em camas separadas, não faça julgamentos precipitados. Talvez eles estejam colhendo os benefícios de ter o melhor sono possível, acordando renovados e com ótimo ânimo, com o relacionamento mais forte do que nunca.

Um jeito de família

Quando estamos esperando um filho, a moderna tecnologia médica pode nos dizer todo tipo de coisas, como o sexo e o potencial para complicações, problemas de saúde ou deficiências — mas ainda não pode nos dizer como realmente será o bebê. Criamos dois filhos, um deles dormia o tempo todo e o outro gritou por três anos seguidos — ou pelo menos foi o que me pareceu.

Se você aplica o programa R90 na sua vida, usa um kit para dormir de perfil correto na sala correta de recuperação, tem sua hora de acordar constante, sabe usar os CRP e trabalha em harmonia com seus ritmos circadianos, o cronotipo e os ciclos de sono, então já tem uma boa preparação em vigor para lidar com a perturbação que um recém-nascido pode provocar em sua vida. Pelo menos em tese.

Você tem seu cronograma de 24 horas ancorado em sua hora de acordar constante e deve se ater a esta hora de acordar sempre que possível. Você tem suas janelas de CRP do meio do dia e do início da noite, e também seus intervalos de noventa minutos de tempo de sono almejado à noite. Depois que o bebê chega, a mãe passa a um horário baseado inteiramente no filho, que essencialmente consiste em dormir, acordar, alimentar-se e esvaziar intestinos e bexiga, repetindo tudo. O parceiro precisa dividir isto o máximo possível; caso contrário, pode impor uma pressão a mais na relação, embora a mãe seja biologicamente predisposta a acordar ao ouvir o bebê chorar.

Assim, com uma hora de acordar constante às 6:30 e um recém-nascido acordando às duas da madrugada, você se levantaria, veria o bebê, e, supondo-se que o colocaria para dormir, agora examina seus tempos de sono em vez de simplesmente voltar direto para a cama. Se você já foi pai ou mãe, pode ter vivido a sensação de voltar para a cama e descobrir que não consegue dormir, talvez fique frustrado porque está muito cansado de tudo isso. Não desperdice seu valioso tempo nisso. Se são 2:30 e você almeja uma hora de dormir às 3:30, então faça algumas atividades no estilo pré-sono — desatravanque, faça alguma tarefa doméstica, medite, ou até veja um pouco de televisão — antes de dormir. Se você tem a sorte de dormir até o despertador tocar, levante-se em sua hora de acordar habitual.

Não durma durante o dia fora de suas janelas de cochilo, se puder evitar. Se o bebê vai dormir às 13 horas, faça o mesmo — use um ciclo de trinta ou noventa minutos. Mas você não tem dois ou três ciclos só porque o bebê também tem. Você não quer brigar com seu relógio biológico. Levante-se, coloque em dia algumas coisas positivas — lavar roupa é uma constante com um recém-nascido, então coloque uma carga na máquina, ou arrume a roupa, ou faça algo pequeno para si mesma antes que o bebê acorde de novo.

Por fim, se você tiver sorte, o bebê desenvolverá padrões e você poderá alterar seu programa R90 de acordo com eles, tentando encaixar na rotina deles. Você teria o mesmo controle de sua recuperação durante este período, enquanto muitos outros pais e mães de primeira viagem estão se debatendo e cochilando indiscriminadamente, deitando-se na cama e lutando para dormir à noite, sentindo que tudo lhes foge das mãos. Existem muitos livros e fóruns de conselhos dizendo o que fazer e o que procurar em relação ao bebê, mas não muitos que lhe digam como cuidar de si mesma. Com seu programa R90, você pode assumir o controle.

E se você não tiver sorte? Está tudo bem também. Vivi as duas formas. Se você acorda repetidamente à noite, privada de sono a um ponto que se assemelha à insanidade e se vê dizendo coisas com raiva ao parceiro que nunca sequer sonhou em dizer, não é nada por que outros pais não tenham passado. Pense em si mesma como o marinheiro que dá a volta ao mundo, conseguindo dormir por trinta minutos a intervalos de 12 horas. Pense naqueles que adotam o horário de sono de Uberman, em que os polifásicos extremos têm um cochilo de vinte minutos a intervalos de quatro horas — só duas horas de sono no total por dia.

Somos criaturas incrivelmente fortes quando se trata de lidar com a falta de sono, e, ao contrário de muitas coisas que fazemos hoje que nos privam do sono, a evolução nos preparou para lidar com a criação de um filho. Procure ao máximo ficar em harmonia com seu programa R90, mesmo que signifique simplesmente poucos intervalos aqui e ali junto com seu parceiro, e não seja tão dura consigo mesma ou com o parceiro quando não puder se ater ao R90 ou quando você opera com apenas dois ciclos por noite. Não é para sempre. Vai ficar mais fácil à medida que eles crescerem.

Adolescentes "preguiçosos"

As crianças crescem. Os recém-nascidos logo desenvolvem os próprios ritmos circadianos e se adaptam ao ciclo luz-escuro (é escuro no útero). A National Sleep Foundation recomenda de 14 a 17 horas de sono por dia para um recém-nascido, mas esta quantidade diminui à medida que ele cresce, com 9 a 11 horas de recomendação quando começam na escola, e, depois que chegam aos 14 anos, 8 ou 10 horas.

Levar o próprio sono a sério é, em última análise, uma decisão fundamentada que você precisa tomar. Você pode ler este livro e decidir sobre o que tirar dele e, assim espero, aplicar o máximo que puder na vida. Quando se trata das crianças, porém, não existe decisão a ser tomada: você *deve* levar o sono delas a sério.

O sono é fundamental para o desenvolvimento de uma criança. Seu corpo e sua mente precisam de muito dele para crescer adequadamente. Garantir que eles tenham a quantidade *e* a qualidade certas de sono envolve introduzir algumas medidas de que falamos até agora — como providenciar um ambiente adequado para dormir e algumas rotinas pré e pós-sono, que eles associarão com ir dormir e começar o dia, e garantir que não sejam estimulados demais (com açúcar, neste caso, porque a cafeína não é considerada para crianças) —, bem como algumas que não se aplicam tanto a adultos, como uma hora de dormir constante.

O R90 é uma ótima maneira de garantir que você possa ajustar suas horas de acordar e dormir para que se encaixem nos horários necessários para seu filho. Ele dá confiança e flexibilidade se as circunstâncias ditarem uma mudança, e ajuda a envolver pais e filhos, juntos, para que fiquem mais conscientes sobre o sono. Determine o cronotipo de seu filho o quanto antes e assim, quando estiverem na escola, eles saberão quando é seu melhor horário para estudar, um exemplo empoderador de consciência a ser considerado em sua educação formal e, mais tarde, no local de trabalho. Se seus filhos se tornarem fãs de esportes, você até pode lhes dizer que usou dicas de um *coach* de sono para atletas — alguém que mostra aos astros como fazer isso.

Porém, o programa R90 não é para uso das crianças. Não tente limitar nem restringir seu tempo; só coloque tudo no lugar para elas conseguirem ter um sono de qualidade com a menor interferência possível e deixe que façam suas coisas naturalmente. A maioria das crianças dorme bem e você pode educá-las sobre tudo o que arranjou para ajudá-las quando elas ficarem mais velhas.

Quando chegam à adolescência, as coisas ficam mais complicadas. Os adolescentes ainda precisam de muito sono, em particular porque durante o sono eles liberam o hormônio que produz o estirão de crescimento vivido nesta época. Infelizmente, ter sono suficiente é complicado por fatores biológicos — e cada vez mais pelas tentações sociais e da tecnologia.

Não importa qual é o cronotipo antes da adolescência, quando chegam à puberdade, as mudanças biológicas no corpo provocam alterações no ritmo circadiano. Eles começam a produzir melatonina mais tarde à noite, assim naturalmente querem ir para a cama mais tarde e, dado que precisam de mais sono que um adulto, vão querer dormir na manhã seguinte. É hora de perdoar aos adolescentes — eles dormem demais porque é o que o corpo quer que eles façam.

Porém, o início das aulas na escola ou na faculdade se intromete nisso. O horário da escola entra em conflito com os ritmos naturais do adolescente. Um estudo de 2008 comparando hábitos de sono em estudantes nos dias de aula e em férias mostrou que "com o impacto do horário escolar, os estudantes acumularam um débito de sono significativo, obtendo sono insuficiente para suas necessidades e informando uma redução no ânimo e no funcionamento durante o dia".[3] Os estudantes, é claro, dormiam no fim de semana.

Este atraso no relógio biológico é exacerbado pelas oportunidades sociais que se abrem para os adolescentes. Muitos querem ficar na rua até mais tarde com os amigos à noite, e não entocados em casa. Qualquer pai ou mãe que tenha criado um filho pela adolescência estará familiarizado com isso, mas só aqueles que fazem isso mais recentemente estarão habituados com os problemas a mais impostos pela tecnologia.

Mesmo que um adolescente vá para seu quarto em uma hora razoável, a multiplicidade de opções da tecnologia implica que ele pode decidir jogar videogames ou entrar em redes sociais em seus dispositivos tarde da noite. Já discutimos o impacto da exposição à luz azul que a tecnologia pode ter, potencialmente suprimindo a síntese de melatonina e dificultando o sono, mas é preciso levar em conta também a natureza viciante dos videogames e das redes sociais. Se um adolescente não está sonolento devido a seus ritmos alterados, salvar o mundo e estourar bandidos em um videogame é uma opção de entretenimento sedutora, mas o aumento no nível de alerta e na adrenalina que eles têm durante o game os deixará acordados por mais tempo ainda e garantirá que, quando o despertador tocar de manhã para a escola, possivelmente depois de terem adormecido com a tecnologia ainda ligada, eles não estarão em sua melhor forma para as aulas matinais.

Este é o "sono lixo" de que fala Idzikowski, em que não é alcançada nem a qualidade, nem a duração necessárias do sono. Nos adolescentes isto pode entravar severamente seu desenvolvimento e educação, pode afetar o ânimo e a concentração, e ter um impacto de longo prazo na saúde (mental e física) e no peso.

Um estudo australiano publicado no *Journal of Adolescent Health*, em 2016, concluiu que "os videogames e as redes sociais on-line eram fatores de risco para um sono mais curto e de pior qualidade, enquanto o tempo com a família protegia a duração do sono".[4] Quem dera que a resposta fosse simples como dizer aos adolescentes para desligar a tecnologia e passar mais tempo com a família. Embora seja injusto pintar todos os adolescentes com a mesma tinta, porque muitos ouvirão os conselhos e estarão conscientes dos danos que podem ter em sua educação e desenvolvimento, aqueles de nós que têm filhos adolescentes ou se lembram da própria adolescência saberão que, com muita frequência, qualquer conselho bem-intencionado dos pais pode cair em ouvidos moucos. Contudo, um pai ou mãe deve tentar encontrar um jeito de administrar o uso de tecnologia do adolescente antes de dormir, seja fechando um acordo em que eles não jogam os videogames depois de certa hora da noite, ou retirando essa tecnologia do quarto. Pedir a uma adolescente para entregar seu smartphone, porém, pode ser uma proposta mais espinhosa, então boa sorte nessa.

Os adolescentes simplesmente não dormem o suficiente nas noites da semana letiva, e a culpa é da tempestade perfeita de seus ritmos hormonalmente alterados, das oportunidades sociais e da tecnologia, junto com o horário de início das aulas. Então, e se conseguirmos deixar que os adolescentes fiquem mais tempo na cama nas manhãs em que têm escola?

Passar o início das aulas na escola e nas faculdades para as dez da manhã nos daria um horário que considera as necessidades dos estudantes, em vez daquelas dos pais e professores. Não haveria mais aulas ou provas cedo, o que significaria que não se esperaria mais que os adolescentes se saíssem bem em um horário que está em descompasso com seus relógios corporais, e também reduziria sua privação de sono.

O primeiro time de amanhã

Trabalho com muitos adolescentes no mundo do esporte: os possíveis atletas olímpicos do futuro e os times juvenis e jovens jogadores de clubes de futebol, em particular. Vejo em primeira mão o impacto que os relógios corporais alterados e a tecnologia têm sobre eles e é em torno desta idade, no meio da adolescência, com as demandas do esporte e o estilo de vida fazendo do tempo um artigo precioso para eles, que podem começar a usar o programa R90, mas em um formato que procure seis ciclos em vez dos cinco como ideal.

Um astro da natação do futuro precisa já estar na escola às oito da manhã, mas tem de encaixar seu horário na piscina para antes ou depois da escola. Como isto tem impacto em sua necessidade de uma boa quantidade de sono para o desenvolvimento e a recuperação todo dia? Começar a escola às dez da manhã lhe daria mais flexibilidade; mudar os relógios para que continuem no horário de verão o ano todo lhe daria um anoitecer mais claro depois da escola no inverno. Não são só os atletas que se beneficiariam: os jovens em geral mais provavelmente fazem atividades de lazer quando está claro.

Nas academias dos clubes de futebol do Reino Unido, vejo adolescentes de todas as classes sociais. Alguns não têm figuras parentais em casa para instilar disciplina sobre o sono e a recuperação, e para lhes explicar que, se quiserem um bom futuro no esporte, eles precisam dele ainda mais do que aqueles que jogam no primeiro time. Eles ficam acordados até tarde de noite jogando videogames, saindo com os amigos, e certamente não dormem os seis ciclos por noite. Se não trabalharem nisso, as consequências serão graves. Com o programa R90, eles podem usar uma abordagem redefinida ao sono no mundo de hoje, usando a tecnologia como uma ferramenta positiva e vendo um jeito de se recuperar que possa ser flexível e atraente. Cabe a mim chegar a eles e instilar alguma confiança — e cabe a eles ser disciplinados com isso também, porque, em última análise, trata-se de desenvolver as ferramentas para gerenciar sua recuperação você mesmo.

Os maiores astros do futebol em geral são acusados de viver em uma bolha, no alto de suas torres de marfim, mas que alternativa eles realmente têm? Enquanto antigamente um jogador teria de ficar de olho em *paparazzi* se estivesse de férias ou saísse à noite, agora, graças às câmeras nos celulares, *todo mundo* é um possível *paparazzo*. As figuras do esporte são paranoicas e isoladas porque precisam ser — não podem colocar um pé para fora da linha em público. Já vi o preço que isto pode cobrar de jovens jogadores que lutam para se adaptar. Alguns não conseguem. *Ahhh, você pode pensar, eles são bem pagos para suportar isso.* Mas o dinheiro não dá a você imunidade contra depressão e distúrbios de ansiedade.

A tecnologia também criou uma bolha para os adolescentes normais viverem, fazendo grande parte de sua interação social em seus telefones, dentro de casa. Conheci adolescentes que não têm a menor ideia de quais lojas existem em sua cidade porque eles não precisam disso — podem comprar tudo que necessitam em seus celulares. Isto inclui conhecimento, o que deve deixar alguns deles perguntando: *Para que precisamos de escolas e professores?*

As mudanças provocadas pela tecnologia na sociedade trouxeram benefícios imensos, mas precisamos ter cuidado com ela, em particular com relação aos jovens. Um relatório da Microsoft Consumer Insights do Canadá alegou que a média da capacidade de concentração humana diminuiu de 12 segundos em 2000 para oito segundos em 2013. Dos canadenses de 18 a 24 anos que eles pesquisaram, 77% disseram que pegam o celular quando nada mais ocupa sua atenção, e 73% disseram que a última coisa que fazem antes de dormir à noite é verificar o telefone.

Não vimos nenhum dado clínico sobre os efeitos de longo prazo de uma vida inteira desse uso da tecnologia porque ainda não chegamos ao longo prazo. As gerações que crescem agora serão as primeiras a ter isto por uma vida inteira, e já podemos ver o impacto que tem em seu sono. Como pais e mães, devemos fazer o possível para limitar o uso — assim como devemos tentar fazer o mesmo em nossa própria vida.

Tenho universidades e escolas entrando em contato comigo agora, pedindo-me para falar aos alunos, porque já enxergam um problema. Eles querem fazer algo a respeito disso.

Com o Southampton Football Club, ajudei a implantar um esquema de cima para baixo em que todos, do técnico e sua equipe ao time juvenil, participam do programa. O médico do clube, Steve Baynes, que trabalhou para o Team Sky, promoveu o projeto, que continua hoje, embora os técnicos tenham mudado. O Southampton tem histórico de produzir jovens jogadores talentosos, em seu time de base, que vão jogar na equipe principal, em geral em suas seleções nacionais, e às vezes passam a jogar nos maiores clubes do mundo. O astro do Real Madrid e galês Gareth Bale é um desses produtos do juvenil do Southampton.

O Southampton é um clube que leva muito a sério o futuro de seus jovens. Se quisermos produzir engenheiros, atletas, escritores e outros grandes talentos do futuro, precisamos fazer o mesmo e começar a levar a sério o descanso e a recuperação de nossa juventude.

SEU RECORDE PESSOAL

De pé com meu filho James e minha família na multidão do Estádio da Luz, em Lisboa, ver a Inglaterra disputar com a França a Eurocopa de 2004 foi um momento maravilhoso para mim. A Inglaterra jogava bem e ganhava de um a zero, o clima era eletrizante, minha família estava comigo e eu contribuí do meu jeito para tudo aquilo — trabalhei com o time, e todos os jogadores tinham dormido no meu kit. Foi como se eu tivesse colocado os jogadores na cama à noite, como a mídia disse certa vez.

De que serviu esse orgulho? No final da partida, o capitão e astro francês Zinedine Zidane fez dois gols para vencer o jogo e estragar a festa. A mesma Inglaterra de sempre. Mas por um momento ali... nossa...

Só alguns anos depois de eu ter feito a pergunta a Alex Ferguson e, por associação, a todo o mundo do esporte, vi-me em um lugar que nunca teria imaginado. Fazer aquela pergunta mudou minha carreira e certamente mudou minha vida, e tive o privilégio de ajudar a mudar a vida de outros, como mudei.

Nos anos depois de 2004, eu continuaria a fazer a pergunta e trabalhar com atletas excepcionais de todos os esportes, do ciclismo ao futebol e tudo que há entre os dois, bem como com os astros e estrelas do futuro.

Ainda estou fazendo a pergunta agora — ainda batendo em portas e tentando encontrar respostas. Por isso os atletas e os times que procuram o potencializador de desempenho legítimo e definitivo estão entrando em contato. Por isso escolas e universidades, grandes empresas e pessoas comuns que querem mudar sua vida ligam para mim. É por isso que tenho conversas com gente como Arianna Huffington, fundadora do *Huffington Post* e líder de sua própria revolução do sono, e por isso sou convidado a falar na cúpula mundial do ex-prefeito de Nova York Michael Bloomberg para líderes de grandes cidades. Porque todos eles fazem a pergunta agora, e você também deveria fazer: *O que estamos fazendo com nosso sono?*

O que estamos fazendo com este processo de recuperação física e mental? Como vamos mudar nossa abordagem a algo que não podemos mais subestimar? As possíveis consequências são graves e potencialmente fatais — câncer, obesidade, diabetes, doença cardíaca — e capazes de fazer de você uma sombra de seu antigo ser na forma de depressão, ansiedade, estafa e Alzheimer. A depressão mata, em particular os jovens do sexo masculino — do tipo que vejo em academias esportivas no Reino Unido e em todo o mundo.

Não precisa ser assim. Com o programa R90, você pode redefinir sua abordagem ao sono como os atletas e times com que trabalho, que levam troféus e medalhas de ouro para casa. Você verá seu ânimo, a motivação, a criatividade, a memória, os níveis de energia e de alerta decolarem. Seu trabalho, os relacionamentos e a vida familiar serão enriquecidos imensuravelmente porque você estará estabelecendo os próprios recordes pessoais sem parar.

Começa por você, mas este é um esporte de equipe. Você deve então fazer a pergunta à sua família, aos filhos, ao local de trabalho e aos amigos. Juntos, podemos promover uma imensa mudança cultural, uma abordagem redefinida para que o processo de recuperação se una aos exercícios e à dieta como um ataque tríplice aos maus hábitos na vida.

Esqueça o sono que você conhecia. O processo de recuperação é um relógio que bate 24 horas por dia, um ritmo constante que todos precisamos aprender a acompanhar. Começar hoje não significa quando você for para a cama à noite. Significa começar agora.

E então, está esperando o quê?

NOTAS

Introdução: Não desperdice seu valioso tempo dormindo

1. O. M. Buxton, S. W. Cain, S. P. O'Connor, J. H. Porter, J. F. Duffy, W. Wang, C. A. Czeisler, S. A. Shea, "Adverse Metabolic Consequences in Humans of Prolonged Sleep Restriction Combined with Circadian Disruption", *Science Translational Medicine*, 11 de abril de 2012.
2. L. Xie, H. Kang, Q. Xu, M. J. Chen, Y. Liao, M. Thiyagarajan, J. O'Donnell, D. J. Christensen, C. Nicholson, J. J. Iliff, T. Takano, R. Deane, M. Nedergaard, "Sleep Drives Metabolite Clearance from the Adult Brain", *Science*, 18 de outubro de 2013.
3. Estatística do UK Sleep Council.

1. O relógio não para: Os ritmos circadianos

1. J. M. Jones, "In U.S., 40% Get Less Than Recommended Amount of Sleep", Gallup, 19 de dezembro de 2013.
2. Sleep Council, *The Great British Bedtime Report*, 2013, 3; National Sleep Foundation International Bedroom Poll, 2013.
3. American Psychological Association, "Stress and Sleep", comunicado à imprensa, 2013.
4. S. A. Rahman, E. E. Flynn-Evans, D. Aeschbach, G. C. Brainard, C. A. Czeisler, S. W. Lockley, "Diurnal Spectral Sensitivity of the Acute Alerting Effects of Light", *Sleep* 37, nº 2 (fevereiro de 2014): 271-81.

2. Depressa e lentamente: O cronotipo

1. Munich Chronotype Questionnaire, Universidade de Munique, https://www.bioinfo.mpg.de/mctq/core_work_life/core/introduction.jsp.
2. T. Roenneberg, T. Kuehnle, P. P. Pramstaller, J. Ricken, M. Havel, A. Guth, M. Merrow, "A Marker for the End of Adolescence", *Current Biology*, 14, nº 24 (29 de dezembro de 2004).
3. D. H. Pesta, S. S. Angadi, M. Burtscher, C. K. Roberts, "The Effects of Caffeine, Nicotine, Ethanol, and Tetrahydrocannabinol on Exercise Performance", *Nutrition and Metabolism* 10, nº 1 (dezembro de 2013): 71.
4. M. S. Ganio, J. F. Klau, D. J. Casa, L. E. Armstrong, C. M. Maresh, "Effect of Caffeine on Sport-Specific Endurance Performance: A Systematic Review", *Journal of Strength and Conditioning Research*, 23 nº 1 (janeiro de 2009): 315-24.

3. Um jogo de noventa minutos: Dormir por ciclos, não por horas

1. M. P. Walker, T. Brakefield, A. Morgan, J. A. Hobson, R. Stickgold, "Practice with Sleep Makes Perfect: Sleep-Dependent Motor Skill Learning", *Neuron* 35, nº 1 (3 de julho de 2002): 205-11.
2. E. Van Cauter, L. Plat, "Physiology of Growth Hormone Secretion During Sleep", *Journal of Pediatrics* 128, nº 5, parte 2 (maio de 1996): 532-37.
3. D. J. Cai, S. A. Mednick, E. M. Harrison, J. C. Kanady, S. C. Mednick, "REM, Not Incubation, Improves Creativity by Priming Associative Networks", *Proceedings of the National Academy of Sciences of the United States of America* 106, nº 25 (23 de junho de 2009): 30-34.
4. T. Endo, C. Roth, H. P. Landolt, E. Werth, D. Aeschbach, P. Achermann, A. A. Borbély, "Selective REM Sleep Deprivation in Humans: Effects on Sleep and Sleep EEG", *American Journal of Physiology* 274, nº 4, parte 2 (1998): R1186-94.

4. Aquecimento e relaxamento: Rotinas pré e pós-sono

1. American Psychological Association, "Stress and Sleep", comunicado à imprensa, 2013.
2. M. P. Walker, "Sleep-Dependent Memory Processing", *Harvard Review of Psychology* 16, nº 5 (setembro-outubro de 2008): 287-98.

3. "Latest Telecommuting Statistics, GlobalWorkplaceAnalytics.com, http://globalworkplaceanalytics.com/telecommuting-statistics, atualizado em janeiro de 2016.

5. Pedido de tempo! Redefinindo os cochilos: harmonia entre atividade e recuperação

1. J. Warren, "How to Sleep Like a Hunter-Gatherer", *Discover*, dezembro de 2007.
2. O. Lahl, C. Wispel, B. Willigens, R. Pietrowsky, "An Ultra Short Episode of Sleep Is Sufficient to Promote Declarative Memory Performance", *Journal of Sleep Research* 17, n° 1 (março de 2008): 3-10.
3. M. R. Rosekind, R. M. Smith, D. L. Miller, E. L. Co, K. B. Gregory, L. L. Webbon, P. H. Gander, J. V. Lebacqz, "Alertness Management: Strategic Naps in Operational Settings", *Journal of Sleep Research* 4, n° 52 (dezembro de 1995): 62-66.
4. M. Calabresi, "Air Traffic Controllers: Let them Nap", *Time*, 26 de abril de 2011.
5. A. Brooks, L. Lack, "A Brief Afternoon Nap Following Nocturnal Sleep Restriction: Which Nap Duration Is Most Recuperative?", *Sleep* 29, n° 6 (junho de 2006): 831-40.
6. K. A. Ericsson, N. Charness, P. J. Feltovich, R. R. Hoffman, *The Cambridge Handbook of Expertise and Expert Performance* (Cambridge: Cambridge University Press, 2006).
7. UK Department for Transport, "Sleep-Related Crashes on Sections of Different Road Types in the UK (1995-2001)", 2004.
8. National Highway Traffic Safety Administration, "Drowsy Driving", https://www.nhtsa.gov/risky-driving/drowsy-driving, acessado em junho de 2017.
9. Federal Motor Carrier Safety Administration, US Department of Transportation, "Advanced Driver Fatigue Research", 2007.
10. Ericsson et al., *Cambridge Handbook of Expertise and Expert Performance*.

7. Sala de recuperação: O ambiente para dormir

1. A. Thompson, H. Jones, W. Gregson, G. Atkinson, "Effects of Dawn Simulation on Markers of Sleep Inertia and Post-Waking Performance

in Humans", *European Journal of Applied Physiology* 114, n° 5 (maio de 2014): 1049-56; V. Gabel, M. Maire, C. F. Reichert, S. L. Chellappa, C. Schmidt, V. Hommes, A. U. Viola, C. Cajochen, "Effects of Artificial Dawn and Morning Blue Light on Daytime Cognitive Performance, Well-being, Cortisol and Melatonin Levels", *Chronobiology International* 30, n° 8 (outubro de 2013): 988-97.
2. Ofcom Communications Market Report, 2011.

8. Uma dianteira na corrida: Usando seu programa de recuperação R90

1. R. H. Eckel, J. M. Jakicic, J. D. Ard, J. M. de Jesus, N. Houston Miller, V. S. Hubbard, I. M. Lee, A. H. Lichtenstein, C. M. Loria, B. E. Millen, C. A. Nonas, F. M. Sacks, S. C. Smith Jr., L. P. Svetkey, T. A. Wadden, S. Z. Yanovski, "2013 AHA/ACC Guideline on Lifestyle Management to Reduce Cardiovascular Risk: A Report of the American College of Cardiology/American Heart Association Task Force on Practice Guidelines", *Journal of the American College of Cardiology* 63, n° 25, pt. B (1° de julho de 2014): 2960-84.
2. F. P. Cappuccio, D. Cooper, L. D'Elia, P. Strazzullo, M. A. Miller, "Sleep Duration Predicts Cardiovascular Outcomes: A Systematic Review and Meta-Analysis of Prospective Studies", *European Heart Journal*, 7 de fevereiro de 2011.
3. G. Howatson, P. G. Bell, J. Tallent, B. Middleton, M. P. McHugh, J. Ellis, "Effect of Tart Cherry Juice (*Prunus cerasus*) on Melatonin Levels and Enhanced Sleep Quality", *European Journal of Nutrition* 51, n° 8 (dezembro de 2012): 909-16.
4. P. D. Loprinzi, B. J. Cardinal, "Association Between Objectively-Measured Physical Activity and Sleep", *Mental Health and Physical Activity*, dezembro de 2011.
5. "Total Number of Membership at Fitness Centers/Health Clubs in the U.S. from 2000 to 2015 (in Millions)", Statista.com, https://www.statista.com/statistics/236123/us-fitness-center-health-club-memberships, acessado em maio de 2017.
6. Números da Parks Associates.

9. Dormindo com o inimigo: Distúrbios do sono

1. Rebecca não é seu nome verdadeiro e alterei elementos que a identificassem. Todos os meus clientes permanecem anônimos e suas informações pessoais são confidenciais.
2. Chris Idzikowski, *Sound Sleep: The Expert Guide to Sleeping Well* (Londres: Watkins, 2013).
3. Persistence Market Research, "Global Market Study on Sleep Aids", julho de 2015.
4. US National Center for Health Statistics.
5. N. Gunja, "In the Zzz Zone: The Effects of Z-Drugs on Human Performance and Driving", *Journal of Medical Toxicology* 9, n° 2 (junho de 2013): 163-71.
6. D. F. Kripke, R. D. Langer, L. E. Kline, "Hypnotics' Association with Mortality or Cancer: A Matched Cohort Study", *British Medical Journal Open* 2, n° 1 (fevereiro de 2012): e000850.
7. T. B. Huedo-Medina, I. Kirsch, J. Middlemass, M. Klonizakis, A. N. Siriwardena, "Effectiveness of Non-Benzodiazepine Hypnotics in Treatment of Adult Insomnia: Meta-Analysis of Data Submitted to the Food and Drug Administration", *British Medical Journal* 345 (dezembro de 2012): e8343.
8. D. Connelly, "Sales of Over-the-counter Medicines in 2015 by Clinical Area and Top 50 Selling Brands", *Pharmaceutical Journal*, 24 de março de 2016.
9. Consumer Healthcare Products Association, "OTC Sales by Category 2013-2016", http://www.chpa.org/OTCsCategory.aspx, acessado em maio de 2017.
10. Andy foi o diretor de patrocínio da Confederação de Futebol em 1998 que me chamou para pensar em alguma roupa de cama melhor para a seleção inglesa na Copa do Mundo de 1998, na França. Até hoje ainda alega que ele começou minha carreira nos esportes.
11. A. W. McHill, E. L. Melanson, J. Higgins, E. Connick, T. M. Moehlman, E. R. Stothard, K. P. Wright Jr., "Impact of Circadian Misalignment on Energy Metabolism During Simulated Nightshift Work", *Proceedings of the National Academy of Sciences of the United States of America* 111, n° 48 (2 de dezembro de 2014): 17302-7.
12. F. Gu, J. Han, F. Laden, A. Pan, N. E. Caporaso, M. J. Stampfer, I. Kawachi, K. M. Rexrode, W. C. Willett, S. E. Hankinson, F. E. Speizer,

E. S. Schernhammer, "Total and Cause-Specific Mortality of U.S. Nurses Working Rotating Night Shifts", *American Journal of Preventative Medicine* 48, nº 3 (março de 2015): 241-52.
13. US Department of Energy, "Impact of Extended Daylight Saving Time on National Energy Consumption", outubro de 2008.
14. J. Bidgood, "As Daylight Saving Starts, Some Ask: Why Fall Back at All?", *New York Times*, 12 de março de 2017.
15. B. T. Hansen, K. M. Sonderskov, I. Hageman, P. T. Dinesen, S. D. Ostergaard, "Daylight Savings Time Transitions and the Incidence Rate of Unipolar Depressive Episodes", *Epidemiology* 28, nº 3 (maio de 2017): 346-53.
16. B. I. Omalu, S. T. DeKosky, R. L. Minster, M. I. Kamboh, R. L. Hamilton, C. H. Wecht, "Chronic Traumatic Encephalopathy in a National Football League Player, Part II", *Neurosurgery* 59, nº 5 (julho de 2005): 1086-92.

10. O time de casa: O sexo, os parceiros e a família moderna

1. Conheci Nick quando ele trabalhava como nutricionista no Blackburn Rovers FC com o ex-fisioterapeuta do Manchester United Dave Fevre. Nick depois me levou para fazer um trabalho com o time quando ele estava no Chelsea, e Carlo Ancelotti era o técnico. Nick acompanhou Carlo, que o tinha em alta conta, quando foi para o Paris Saint-Germain. Infelizmente, Nick perdeu a vida em circunstâncias trágicas na França.
2. "Sleeping Difficulty In-Depth Report", *New York Times* Health Guide, http://www.nytimes.com/health/guides/symptoms/sleeping-dificulty/print.html, acessado em maio de 2017.
3. S. Warner, G. Murray, D. Meyer, "Holiday and School-Team Sleep Patterns of Australian Adolescents", *Journal of Adolescence* 31, nº 5 (outubro de 2008): 595-608.
4. E. Harbard, N. B. Allen, J. Trinder, B. Bei, "What's Keeping Teenagers Up? Prebedtime Behaviours and Actigraphy-Assessed Sleep over School and Vacation", *Journal of Adolescent Health* 58, nº 4 (abril de 2016): 426-32.

AGRADECIMENTOS

Quando decidi começar uma família, pensei que era um bom momento para parar de tentar fazer isso como golfista profissional, assim entrei para o negócio de móveis da família. Na época, nunca teria imaginado que um dia seria solicitado por um importante editor internacional a escrever um livro sobre o sono.

Então, um grande obrigado deve ir a todos da Da Capo Lifelong Books, minha editora nos Estados Unidos, e à Penguin, minha editora na Inglaterra, que tiveram um importante papel, com agradecimentos especiais a Joel Rickett por apoiar minha abordagem e a necessidade de uma mudança em como vemos o sono, e a Julia Murday por ficar tão entusiasmada com o livro e seu conteúdo, e organizar um programa de lançamento mais divertido do que o esperado para o mundo do sono.

Agradecimentos especiais também a meu *ghostwriter*, Steve Burdett, que pegou todas as minhas experiências e resumiu minha paixão para criar uma história única sobre o sono que espero que provoque comentários e, sobretudo, redefina a abordagem daqueles que o leem.

Agradeço também a Patrick McKeown por ceder seu tempo para conversar sobre a respiração e a Rob Davies, um inovador em produtos para respirar.

Algumas pessoas de meus anos no setor precisam ser mencionadas: Peter Buckley, Morgan McCarthy, Patrick Newstead, o falecido

Roger Head, Pam Johnson, Mark Bedford, Jeff Edis e Alan Hancock. John Hancock e Jessica Alexander foram fundamentais na criação do primeiro UK Sleep Council, onde conheci meu mentor do sono, Chris Idzikowski.

Alex Ferguson, por sua previdência no final dos anos 1990, Dave Fevre, Lyn Faffin, Andy Oldknow da FA, Gary Lewin, Rob Swire e meu querido amigo o falecido Nick Broad, todos contribuíram, se não deram o pontapé inicial, para o que viria a ser minha carreira profissional.

Tive ótimos momentos desenvolvendo um negócio varejista relacionado com o sono, sediado no centro de uma Manchester renascida, o que representou alguns desafios de morar numa cidade grande, que fundamentaram grande parte do programa R90, então agradeço a Chris Lloyd, Howard e Judith Sharrock, Dave Simpson, Anna Litherland, Steve Silverstone, Brian McCall, Richard Locket, o falecido John Spencer, Flik Everett, Andy Nichol, Simon Buckley, Claire Turner, Kate Drewett, Roberto Simi, Zoe Vaughan Davies, Coby Langford, Darryl Freedman, Jason Knight e John Quilter, e a muitos outros.

Foi nessa época que um novo diretor de comunicações chegou ao Manchester United e decidiu se mudar para a mesma rua no Northern Quarter em que ficava minha loja. Continuamos amigos até hoje. Obrigado por todo seu apoio: Phil Townsend e o irmão John.

Outros dois momentos fundamentais no Manchester realmente ajudaram a definir o trabalho que faço hoje. O primeiro aconteceu em 2009-10, quando me envolvi com a Confederação de Ciclismo britânica e o nascimento do Team Sky, cujas histórias de sucesso estão aí para todo mundo ver, e ainda mais no verão de 2016, no caminho para e durante os Jogos Olímpicos do Rio. Assim, um agradecimento especial a Dave Brailsford, Matt Parker, Phil Burt e ao dr. Steve Baynes. O segundo momento fundamental foi dar consultoria no novo centro de treinamento de última geração do Manchester City; assim, um grande agradecimento a Sam Erith por seu apoio.

Sem o apoio de meus parceiros fornecedores de produtos R90 nos bastidores, eu não poderia completar muitos projetos meus, então agradeço a Icon Designs, Trendsetter, Acton & Acton e a Breasley.

Para o futuro, obrigado a Michael Torres da Shift Global Performance, meu parceiro R90 nos Estados Unidos, a ele e sua equipe de apoio, por tudo.

É claro que agradeço muito à minha família, que teve de ouvir uma conversa interminável sobre o sono. Talvez, em vista de meu pai ter inventado a injeção de gasolina e viajado pelo mundo com seu trabalho nas corridas de carros internacionais, eu devesse ser piloto de corrida, o que teria dado uma conversa muito mais interessante para eles. Mas, à medida que aparecem os netos e minha família aumenta, minha esperança é de que eles deem ouvidos a pelo menos parte do que falo.

Impressão e Acabamento:
Gráfica e Editora Cruzado